IMMUNOLOGIE
AIDE-MÉMOIRE ILLUSTRÉ

MW01676364

Chez le même éditeur

Jonathan BROSTOFF, Glenis K. SCADDING,
David K. MALE, Ivan M. ROITT
IMMUNOLOGIE CLINIQUE
traduit de l'anglais par Ernst Heinen

Ivan M. ROITT, Jonathan BROSTOFF, David K. MALE
IMMUNOLOGIE, 3e édition, 1994.
traduit de l'anglais par Jean-Pierre Revillard

Jean-Pierre REVILLARD
IMMUNOLOGIE

H. Robert HORTON, Laurence A. MORAN,
Raymond S. OCHS, J. David RAWN,
K. Gray SCRIMGEOUR
PRINCIPES DE BIOCHIMIE
traduit de l'anglais par Camille François

J. David RAWN
TRAITÉ DE BIOCHIMIE
traduit de l'anglais par Camille François

Christian DE DUVE
UNE VISITE GUIDÉE DE LA CELLULE VIVANTE
traduit de l'anglais par Alain Amar-Costesec

PRESCOTT, HARLEY, KLEIN
MICROBIOLOGIE
traduit de l'anglais par
Claire-Michèle Bacq-Calberg, Jacques Coyette,
Philippe Hoet et Martine Nguyen-Distèche

David T. SUZUKI, Anthony J.F. GRIFFITH,
Jeffrey H. MILLER, Richard C. LEWONTIN
INTRODUCTION À L'ANALYSE GÉNÉTIQUE
Traduit de l'anglais par Raymond Cunin

IMMUNOLOGIE

AIDE-MÉMOIRE ILLUSTRÉ

• MALE •

Traduit de l'anglais par Paul Fonteneau

De Boeck Université

Edition originale:
David Male - Immunology, an illustrated outline, second edition

© 1991 by Gower Medical Publishing, London

All rights reserved

© 1995 De Boeck-Wesmael S.A.,
Rue des Minimes 39 - B-1000 Bruxelles

Toute reproduction d'un extrait quelconque de ce livre, par quelque procédé que ce soit, et notamment par photocopie ou microfilm, est strictement interdite.

D/1995/0074/46 ISBN 2-8041-2056-2

Printed in Hong Kong

Comment utiliser ce livre ?

Ce livre peut avoir deux fonctions différentes. Il peut être utilisé comme un dictionnaire d'Immunologie mais aussi comme un aide-mémoire, ou un résumé pemettant de survoler l'ensemble du domaine. Le lecteur déjà initié à l'Immunologie et qui cherche une information sur un sujet particulier consultera le sommaire. Ce livre est divisé en 6 chapitres, chacun d'eux regroupant un certain nombre de sujets corrélés.

Pour utiliser ce livre comme un dictionnaire, il suffit de chercher le mot ou l'abréviation dans l'Index (pages VIII à XV). Celui-ci renvoie à la page dans laquelle on donne la définition du mot, ainsi que celle de mots ou de concepts associés. Les pages faisant référence à un sujet particulièrement développé sont indiquées en gras, celles qui font référence à un tableau sont en italique.

Remerciements

Je remercie vivement mes coéditeurs, le Professeur Ivan Roitt et le Dr Jonathan Brostoff pour m'avoir permis d'utiliser ou d'adapter certaines des illustrations déjà publiées dans notre livre intitulé "Immunologie". Je voudrais aussi remercier tous ceux qui ont contribué à la réalisation de ces figures, les Professeurs Frank Hay et Michael Steward, et les Drs Peter Lydyard, Anne Cooke, Graham Rook, Michael Owen, Marc Feldmann, James Howard et Malcolm Turner. Je suis aussi redevable des microphotographies originales et des illustrations cliniques au Dr B. Greenwood, au Professeur C.H.W. Horne, au Dr B. Dean, au Professeur L. Brent et au Dr C. Hawkins .

Il est évident qu'un livre de ce type ne peut inclure l'ensemble des choses pouvant intéresser un immunologiste ; j'ai tenté de couvrir les domaines essentiels, mais je serais heureux de savoir si les lecteurs considèrent que tel ou tel sujet mériterait d'être développé.

D. Male

Sommaire

INDEX

Le système immunitaire 1

INTRODUCTION

Le système immunitaire a pour fonction de protéger l'organisme des lésions causées par l'invasion de microorganismes (bactéries, virus, champignons et parasites). Cette fonction défensive est réalisée par les leucocytes (globules blancs) et par un certain nombre de cellules accessoires. Ces cellules sont dispersées dans tout l'organisme, mais sont localisées préférentiellement dans les organes lymphoïdes, la moelle osseuse, le thymus, la rate et les ganglions lymphatiques. Elles sont particulièrement nombreuses aux sites d'entrée potentielle des pathogènes, c'est-à-dire dans les muqueuses de l'intestin et des poumons. Les cellules compétentes recirculent entre ces différents tissus en utilisant les circulations sanguine et lymphatique. Au cours de ces migrations, elles interagissent les unes avec les autres afin d'organiser une réponse immune coordonnée ayant pour but d'éliminer les pathogènes ou de minimiser les dommages qu'ils peuvent induire.

Les **lymphocytes** sont les cellules centrales du système immunitaire. Ils reconnaissent spécifiquement les éléments 'étrangers' et les distinguent des composants de l'organisme. En principe, ils répondent à l'étranger, mais ne réagissent pas contre les tissus de l'organisme lui-même. Il existe deux types principaux de lymphocytes : les cellules B qui produisent les anticorps et les cellules T qui ont plusieurs fonctions : 1) assister les cellules B dans leur réponse anticorps ; 2) reconnaître et détruire les cellules infectées par des virus ; 3) activer les phagocytes pour qu'ils détruisent les pathogènes internalisés ; et 4) contrôler le niveau et la qualité de la réponse immune. Les lymphocytes reconnaissent les éléments étrangers grâce à des molécules de surface spécifiques qu'on appelle les 'récepteurs pour l'antigène'. Pour reconnaître de façon spécifique l'énorme variété de molécules différentes, les récepteurs pour l'antigène considérés comme un ensemble doivent présenter un niveau au moins équivalent de diversité. Chaque lymphocyte ne synthétisant qu'un seul type de récepteur pour l'antigène, il ne peut donc reconnaître qu'un nombre limité d'antigènes. Dans la mesure où les récepteurs sont différents pour chaque clone de cellules, la population lymphocytaire envisagée comme un tout présente une très grande diversité de récepteurs spécifiques pour l'antigène.

Les **phagocytes** comprennent les monocytes sanguins, les macrophages et les neutrophiles. Leur fonction est de capturer les agents pathogènes, les antigènes et les débris cellulaires afin de les dégrader. Les anticorps et les composants du complément fixés sur les particules facilitent ce processus. Les macrophages peuvent aussi présenter les antigènes ainsi internalisés aux lymphocytes.

Les **cellules accessoires** comprennent les éosinophiles, les basophiles, les mastocytes et les cellules présentant l'antigène (CPA). Les éosinophiles ont un rôle dans la réponse à certains parasites et dans le contrôle de l'inflammation. Les basophiles, les mastocytes et les plaquettes renferment une grande variété de molécules impliquées dans l'inflammation, et sont donc au cœur des interactions entre réponse immune et réaction inflammatoire. Le terme de 'cellules présentant l'antigène' recouvre les divers types cellulaires capables de présenter l'antigène aux lymphocytes. Toutes ces cellules interagissent afin de coordonner la réponse immunitaire.

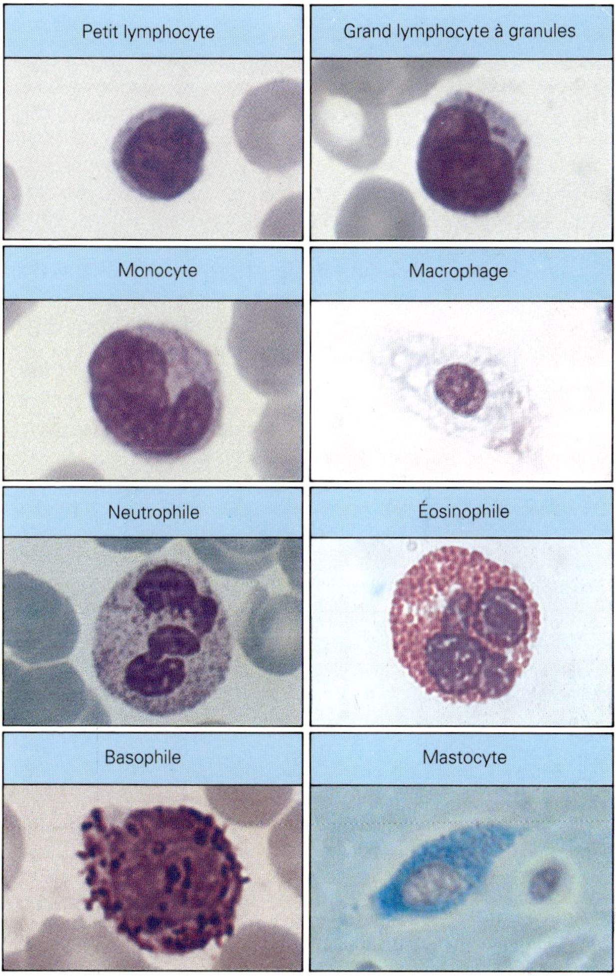

Fig. 1.1 Les cellules impliquées dans la réponse immunitaire.

LES LYMPHOCYTES

Les **cellules B** sont des lymphocytes qui se développent d'abord dans le foie fœtal, puis dans la moelle osseuse. Chez les oiseaux, ces cellules se différencient dans un organe spécialisé appelé la bourse de Fabricius. Les cellules B mûres présentent à leur surface des immunoglobulines faisant fonction de 'récepteur pour l'antigène'. Ces cellules sont distribuées dans tous les tissus lymphoïdes secondaires, et particulièrement dans les follicules des ganglions et de la rate. Elles répondent aux stimuli antigéniques en se divisant et en se différenciant en plasmocytes, sous le contrôle de cytokines produites par les cellules T.

Les **plasmocytes / cellules sécrétrices d'anticorps (CSA)** sont des cellules B parvenues au stade terminal de leur différenciation. Elles présentent un cytoplasme plus volumineux contenant des rangées parallèles de réticulum endoplasmique rugueux tout à fait caractéristiques. Ces cellules sont entièrement consacrées à la production et à la sécrétion d'anticorps. On les trouve dans la pulpe rouge de la rate, la zone médullaire des ganglions, le MALT et en petit nombre dans les sites inflammatoires.

Les **sous-populations de cellules B**. Chez l'Homme, la majorité des cellules B dérivent des cellules souches de la moelle osseuse. Une sous-population minoritaire, que l'on distingue à l'aide du marqueur CD5, semble appartenir à une lignée de différenciation capable d'auto-renouvellement. Les cellules de cette lignée se développent plus tôt, répondent à un certain nombre d'antigènes microbiens ubiquitaires et parfois produisent des autoanticorps. Chez la Souris, le marqueur Lyb5 est spécifique d'une sous-population de cellules B qui peut répondre à certains antigènes thymo-indépendants.

Les **cellules T** sont des lymphocytes qui se différencient dans le thymus. Cet organe est colonisé par des cellules souches lymphoïdes provenant de la moelle pendant le développement embryonnaire. Ces cellules expriment ensuite leur récepteur pour l'antigène (TcR) et se différencient en deux sous-populations principales, l'une portant le marqueur CD4, l'autre le marqueur CD8. On peut aussi distinguer deux populations de lymphocytes T selon le type de récepteur pour l'antigène (α/β ou γ/δ) qu'elles expriment. Le rôle essentiel des cellules T est de reconnaître les antigènes provenant de l'intérieur des cellules de l'hôte. Les cellules T ont différentes fonctions :

Les **cellules T auxiliaires (Th, "helper")**. Ces lymphocytes T aident les cellules B à se diviser, à se différencier et à produire des anticorps. Ils produisent aussi des cytokines qui contrôlent le développement des lignées leucocytaires à partir des cellules souches hématopoïétiques. D'autres cytokines sont nécessaires pour le développement des cellules T cytotoxiques, d'autres encore provoquent l'activation des macrophages, leur permettant de détruire les pathogènes après leur ingestion. La majorité des cellules Th sont $CD4^+$ et reconnaissent l'antigène présenté à la surface des cellules présentant l'antigène en association avec les molécules de classe II codées par le complexe majeur d'histocompatibilité (CMH).

Les cellules **Th1/Th2** sont des sous-populations de cellules T auxiliaires qu'on peut distinguer *in vitro* en fonction du type de cytokines qu'elles produisent. Les cellules Th1 sont impliquées dans les réactions d'hypersensibilité alors que les Th2 produisent des cytokines particulièrement importantes dans la différenciation des cellules B. Les deux types participent au développement des cellules cytotoxiques.

Les cellules **Thsr** (hypersensibilité retardée) sont responsables de l'attraction des macrophages et des autres cellules inflammatoires sur le site de la réaction d'hypersensibilité retardée. Il semble qu'elles représentent un groupe fonctionnel particulier de cellules T auxiliaires.

Les cellules **T cytotoxiques (Tc)** sont capables de détruire les cellules cibles infectées par des virus, ou des cellules allogéniques. La majorité des cellules Tc sont $CD8^+$ et reconnaissent l'antigène associé avec des molécules du CMH de classe I à la surface de la cellule cible.

Les cellules **T suppressives (Ts)** sont fonctionnellement caractérisées par leur aptitude à réguler négativement les fonctions des cellules B ou d'autres cellules T. Quoique beaucoup d'expériences aient permis d'identifier des cellules Ts présentant l'antigène CD8, il n'existe pas de marqueur univoque pour ce groupe de cellules. L'hypothèse actuelle considère la suppression comme l'une des facettes de la régulation contrôlée par des cellules Th ou Tc.

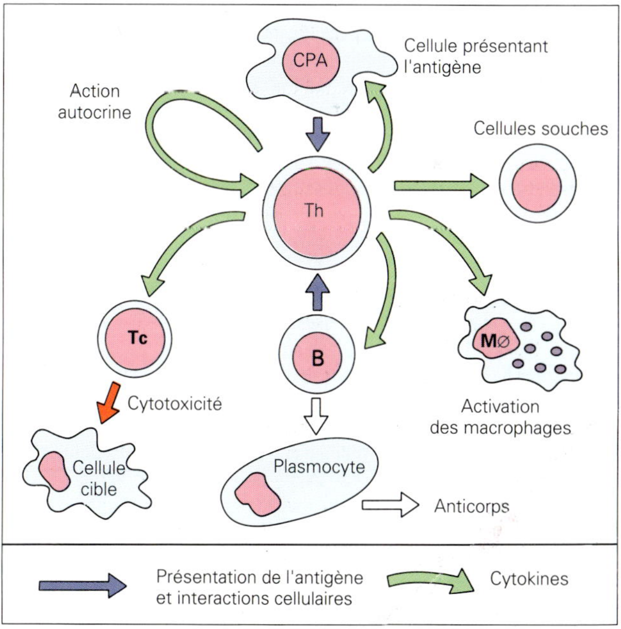

Fig.1.2 Interactions cellulaires impliquant les cellules T auxiliaires.

La **sélection clonale** décrit le mécanisme par lequel des lymphocytes particuliers sont activés. Durant son développement, chaque lymphocyte synthétise un récepteur pour l'antigène présentant une spécificité unique, la population dans son ensemble ayant une gamme très large de spécificités. Un antigène se lie spécifiquement à un petit nombre de cellules. Ces clones sont stimulés, ce qui induit leur division, aboutissant ainsi à une grande masse de cellules effectrices et de cellules à mémoire. Ainsi, l'antigène sélectionne les clones spécifiques.

Les **cellules à mémoire** sont des populations de cellules T ou B à longue durée de vie qui ont été préalablement stimulées par l'antigène, et qui sont capables de répondre de façon accélérée à cet antigène si elles le rencontrent une seconde fois. En guise de récepteur pour l'antigène, les cellules B à mémoire portent des IgG de membrane ayant une plus haute affinité que celles des lymphocytes vierges. Les cellules T à mémoire se caractérisent par une expression amplifiée du marqueur CD44.

Les **lymphocytes vierges** sont des cellules n'ayant jamais rencontré l'antigène pour lequel elles sont spécifiques.

Les **cellules nulles (non-T, non-B)** (cellules L / cellules de la troisième population) sont des noms différents pour une population de leucocytes représentant 14% des cellules mononucléées du sang. Elles n'ont pas de récepteurs pour l'antigène, mais expriment à la fois des marqueurs des cellules T et des marqueurs des lignées de phagocytes mononucléés. On pense pourtant qu'elles constituent une lignée distincte. Ces cellules présentent une forte densité de récepteurs pour le fragment Fc des Ig (FcγRIII) qui leur permettent de reconnaître et de tuer des cellules cibles recouvertes d'anticorps. Soixante-dix à 80% de ces cellules ont l'aspect de grands lymphocytes à granules.

Les **grands lymphocytes à granules** (**LGL,** "large granular lymphocytes") sont une population de cellules de type lymphocytaire caractérisées morphologiquement par un cytoplasme important contenant des granules azurophiles. Ils représentent de 5 à 15% des cellules mononucléées du sang, et semblent correspondre aux cellules nulles mûres. On peut associer à cette population les activités K et NK.

Les **cellules K** ("killer", tueuses) sont des cellules mononucléées qui tuent les cellules cibles sensibilisées par un anticorps, et qu'elles reconnaissent par leurs récepteurs pour le fragment Fc des Ig. Ce sont pour l'essentiel des cellules nulles, quoique des macrophages ou des éosinophiles puissent présenter une telle activité.

Les **cellules NK** ("natural killer", tueuses naturelles) sont des cellules capables de détruire une grande variété de cellules cibles, soit infectées par un virus, soit transformées, sans sensibilisation préalable. Leur récepteur pour la cellule cible n'est pas clairement défini, mais ce n'est en aucun cas un récepteur pour l'antigène de type conventionnel. La plupart de ces cellules ont une morphologie de type LGL.

Les **cellules effectrices et les cellules cibles** sont des descriptions fonctionnelles de n'importe quel type de cellule (qu'on appelle effectrice) quand celle-ci réagit contre une autre (appelée cible), mais ce concept est plus particulièrement employé quand l'effecteur tue la cible.

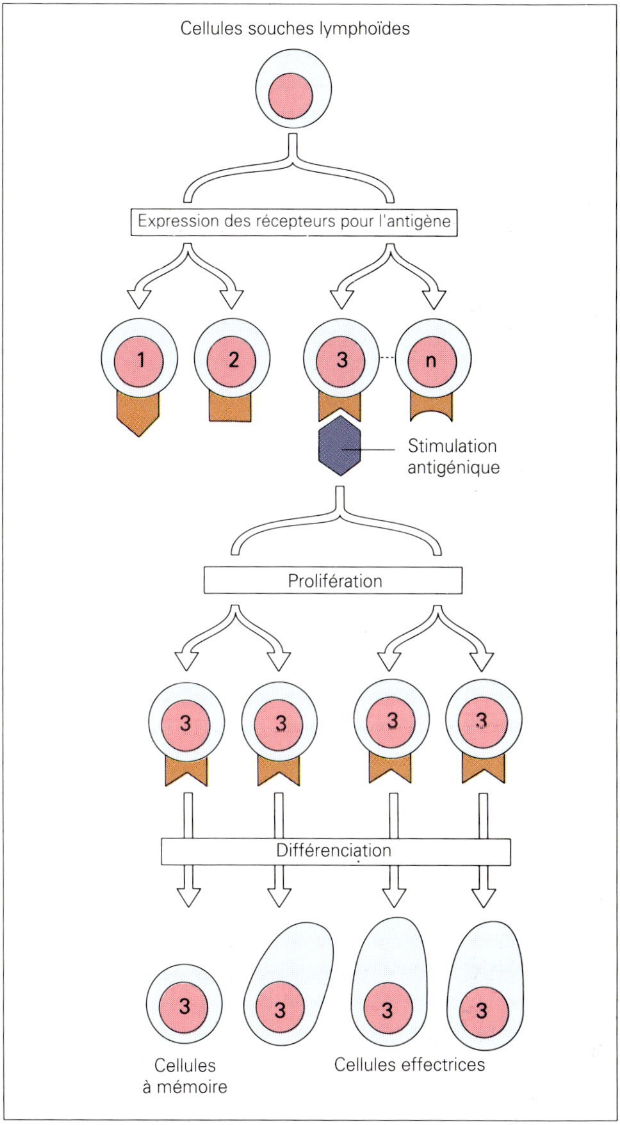

Fig. 1.3 La sélection clonale.

LES MARQUEURS DES CELLULES

Les lymphocytes et les autres leucocytes peuvent se distinguer par des molécules de surface identifiées à l'aide d'anticorps monoclonaux. Le marqueur le plus évident des lymphocytes est le récepteur pour l'antigène (l'immunoglobuline membranaire des cellules B et le TcR des cellules T). Les autres marqueurs sont désignés selon la nomenclature CD. Certains de ces marqueurs sont spécifiques pour une population de cellules, ou pour une phase donnée de la différenciation cellulaire. D'autres apparaissent seulement sur des cellules activées ou proliférantes. Cependant, la plupart des marqueurs du type CD sont présents à des niveaux variables sur plusieurs types cellulaires différents. Néanmoins, chaque sous-population de lymphocytes exprime un profil global unique de ses marqueurs de surface.

Marqueurs CD. Ce système de nomenclature est utilisé pour les molécules de surface des leucocytes identifiées par des anticorps monoclonaux. Plus de 130 molécules différentes ont été identifiées dans cette série, et certaines sont mises en évidence sur d'autres cellules que les leucocytes. Le tableau de la page opposée présente les caractéristiques et la distribution cellulaire des molécules CD les plus importantes. Les molécules les plus fréquemment rencontrées sont celles qui permettent de distinguer les cellules T. Le CD2 est présent sur toutes les cellules T et est impliqué dans l'activation indépendante de l'antigène. Le CD3 est présent sur toutes les cellules T. C'est la partie invariante du récepteur des cellules T pour l'antigène et il est impliqué dans l'activation des cellules T qui est dépendante de l'antigène. Le CD4 est exprimé sur les cellules Th et est impliqué dans les interactions restreintes au CMH de classe II. Le CD8 est présent sur les cellules Tc et est impliqué dans les interactions restreintes au CMH de classe I.

Thy-1 (ϑ), une molécule présentant des variants alléliques, codée par le chromosome 9 chez la Souris, est présente sur toutes les cellules T et sur certaines cellules du cerveau.

Antigènes Ly (Lyt). C'est une série importante de molécules de la surface cellulaire que l'on trouve sur les cellules T de Souris. Le marqueur Ly1 (CD5) caractérise les cellules auxiliaires dans cette espèce, alors que le marqueur Ly2,3 (CD8) est spécifique des cellules Tc.

L3T4 est l'équivalent murin du CD4.

Les **antigènes Lyb** sont des marqueurs de surface des cellules B murines. L'antigène Lyb5 identifie une sous-population de cellules B répondant à un type particulier d'antigènes thymo-indépendants.

L'**estérase de l'α-naphtyl acid (ANAE)** est une enzyme qui apparaît sous la forme de petits points regroupés dans les cellules T marquées. Elle est aussi exprimée de façon diffuse dans les phagocytes mononucléés.

La **phosphatase acide** est détectée dans les cellules T, mais aussi dans les neutrophiles, les éosinophiles et les cellules nulles.

	M_r kD	Identité/fonction	Cellule T	Cellule B	Cellule nulle	monocyte/ macrophage	granulocyte
CD1	45	Marqueur de différenciation	Thy				
CD2	50	Activation non spécifique d'antigène					
CD3	16-26	Sous-unité du TCR					
CD4	59	Récepteur du CMH de classe II					
CD5	67	Marqueur de différenciation					
CD8	32	Récepteur du CMH de classe I					
CD11a	180	LFA-1 (chaîne α)					
CD11b	155	CR3 (chaîne α)					
CD11c	150	CR4 (chaîne α)					
CD16	50-65	FcRIII					
CD18	95	Chaîne β2 des intégrines (voir CD11)					
CD19	95	Marqueur de différenciation					
CD20	32-37	Marqueur de différenciation					
CD21	140	CR2					
CD23	45-50	FcεRII				*	Eo
CD25	55	Récepteur de l'IL-2 (chaîne β)	*	*		*	
CD29	130	Chaîne β1 des intégrines (voir CD49)					
CD32	40	FcRII					
CD35	160-250	CR1					
CD44	80-95	Pgp-1, molécule d'adhésion					
CD45	200	Antigène commun leucocytaire (LCA)					
CD45R	~200	LCA restreint					
CD46	56-66	cofacteur protéique membranaire					
CD49a	210	VLA 1 (chaîne α)	*				
CD49b	167	VLA-2 (chaîne α)	*				
CD49d	150	VLA-4 (chaîne α)					
CD54	76-114	ICAM-1	*	*	*		
CD55	70	DAF (facteur accélérant la dissociation)					
CD56	135/220	NKH1	*	*			
CD57	110	HNK1					
CD58	40-65	LFA-3					
CD64	75	FcRI					
CD71	95	Récepteur de la transférine	*	*	*	*	

Présent — Seulement sous-population — * Cellules activées — Marqueur utilisable

Eo = éosinophile — Thy = thymocytes

Fig. 1.4 Les marqueurs CD.

LES CELLULES PRÉSENTANT L'ANTIGÈNE

Les **cellules présentant l'antigène (CPA)** sont des cellules définies fonctionnellement par leur capacité à prendre l'antigène et à le présenter aux lymphocytes sous une forme reconnaissable. Certains antigènes sont captés par les CPA dans la périphérie et transportés jusque dans les tissus lymphoïdes secondaires, alors qu'il existe d'autres CPA qui sont normalement résidentes dans ces organes et qui interceptent l'antigène quand il y arrive. Alors que les cellules B reconnaissent l'antigène sous sa forme native, les cellules Th reconnaissent des peptides antigéniques qui ont été associés aux molécules du CMH. Par conséquent, pour présenter l'antigène à une cellule Th, une CPA doit l'internaliser, le découper en fragments, et le réexprimer à sa surface en association avec les molécules de classe II du CMH. De plus, beaucoup de CPA procurent un stimulus additionnel aux lymphocytes, soit par une interaction directe de cellule à cellule, soit par l'intermédiaire des cytokines. Les caractéristiques des principales CPA de la rate et des ganglions sont décrites plus loin.

Les **cellules de Langerhans (cellules voilées)** sont des cellules recirculantes de la peau qui captent l'antigène et le transportent jusqu'aux ganglions régionaux. Elles expriment le marqueur CD1, présentent un niveau élevé de molécules de classe II du CMH, et possèdent un granule caractéristique en

CPA	Localisation	CMH classe II	Présentation à
Macrophages de la zone marginale	Rate Ganglions	–	Cellules B
Macrophages	Tissu lymphoïde et vaisseaux	– → +	Cellules B et cellules T
Cellules de Langerhans Cellules voilées Cellules dendritiques	Peau Lymphe afférente Ganglions (paracortex)	++ ++ ++	Cellules T vierges
Leucocytes dendritiques	Tissus	++	Cellules T
[illegible]	Follicules lymphoïdes	–	Cellules B
[illegible]	Tissu lymphoïde	+ → ++	Cellules T

[illegible]entant l'antigène.

forme de raquette, le granule de Birbeck, dont la fonction est inconnue. Ces cellules migrent sous forme de cellules voilées dans la lymphe afférente, puis se localisent dans le ganglion où on les appelle les cellules dendritiques. Elles sont particulièrement importantes dans le développement de l'hypersensibilité de contact, et les agents induisant une sensibilisation de la peau entraînent leur émigration depuis leur site cutané.

Les **cellules dendritiques (interdigitées)**, ou IDC , localisées dans les zones T des ganglions, expriment les molécules de classe II du CMH et sont très efficaces dans la présentation de l'antigène aux cellules T ($CD4^+$) vierges.

Les **leucocytes dendritiques** sont des cellules résidentes distribuées dans la plupart des tissus de l'organisme. On pense qu'elles sont apparentées aux cellules dendritiques des tissus lymphoïdes.

Les **cellules dendritiques folliculaires (FDC)** sont présentes dans la rate et dans les follicules des ganglions, où elles apparaissent étroitement enserrées par des lymphocytes. Les complexes immuns, contenant des composants du complément, se localisent à la surface de ces cellules *via* leurs récepteurs pour le Fc ou pour le C3, d'où ils peuvent être présentés principalement aux cellules B. Cette localisation et cette présentation des complexes semble importante pour le développement de la mémoire des lymphocytes B.

Les **macrophages de la zone marginale** sont présents dans la zone marginale du PALS (dans la rate) et le long des sinus marginaux des ganglions. Les antigènes thymo-indépendants tels que les polysaccharides se localisent sur ces cellules, où ils sont souvent relativement persistants. Ces cellules présentent l'antigène essentiellement aux cellules B.

Macrophages présentant l'antigène. Les macrophages phagocytent l'antigène et certains d'entre eux peuvent aussi l'apprêter et le présenter. Les macrophages recirculants des tissus lymphoïdes secondaires sont observés essentiellement dans la zone médullaire des ganglions et dans la pulpe rouge de la rate. Ils sont particulièrement efficaces dans la présentation de l'antigène aux cellules T qui ont été préalablement sensibilisées.

CPA facultatives. Beaucoup de cellules de l'organisme peuvent exprimer les molécules de classe II du CMH quand elles sont stimulés par l'IFN-γ produit par les cellules T activées. Elles sont parfois aptes à présenter l'antigène aux cellules T ($CD4^+$), quoiqu'étant souvent faiblement actives, probablement à cause de leur incapacité à donner les signaux de co-stimulation. La présentation de l'antigène par de telles cellules peut même les rendre plus sensibles à la cytotoxicité des cellules tueuses.

Les **cellules nurses** sont des cellules épithéliales du thymus mises en évidence *in vitro*. Elles forment des contacts étroits avec les thymocytes en cours de différenciation. La présentation de l'antigène par ces cellules est importante pour le développement du répertoire des cellules T.

LES PHAGOCYTES ET LES CELLULES ACCESSOIRES

Le **système des phagocytes mononucléés (MPS**, "mononuclear phagocyte system") ou le système réticuloendothélial est le terme collectif qui recouvre toutes les cellules phagocytaires à longue durée de vie dispersées à travers tous les organes. Elles dérivent des cellules souches de la moelle osseuse et expriment des récepteurs pour les immunoglobulines (FcRI) et pour le complément (CR1, CR3 et souvent CR4). Ces cellules phagocytent les particules antigéniques et certaines d'entre elles ont la capacité de présenter l'antigène aux lymphocytes. Ce groupe comprend :

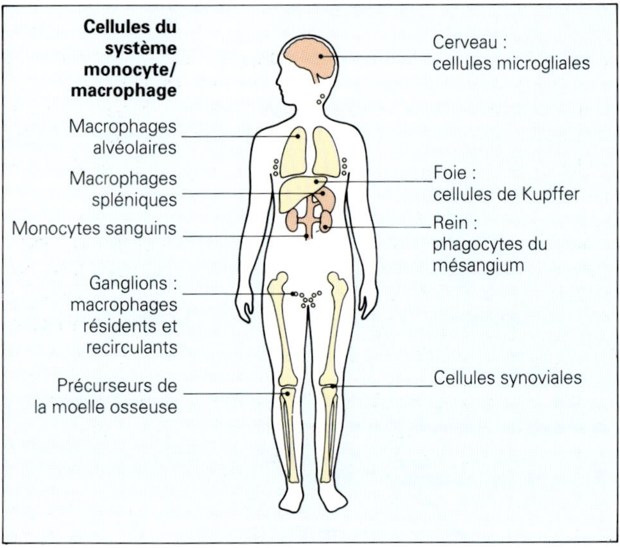

Fig. 1.6 Les phagocytes du système réticuloendothélial.

Les **monocytes** sont des cellules circulantes représentant environ 5% des leucocytes totaux du sang et qui peuvent migrer dans les tissus pour y devenir des macrophages. Ces cellules ont un noyau en fer à cheval, contiennent des granules azurophiles et un grand nombre de lysosomes.

Les **macrophages** sont des grands phagocytes distribués dans la plupart des tissus et bordant les cavités séreuses et les alvéoles du poumon. Les macrophages résidents peuvent rester dans les tissus pendant des années alors que les autres recirculent à travers les tissus lymphoïdes secondaires, où ils peuvent faire office de CPA.

Les **cellules de Kupffer** sont des phagocytes situés le long des sinusoïdes du foie. La plupart des antigènes pénétrant dans l'organisme par l'intestin sont éliminés par ces cellules.

Les **macrophages du mésangium** bordent l'endothélium du glomérule rénal, là où les capillaires pénètrent dans la capsule de Bowman.

Les **cellules microgliales** sont des phagocytes résidents du cerveau où ils migrent durant la période péri-natale.

Les **cellules synoviales A** sont des cellules qui bordent le synovium, en contact avec le fluide synovial.

Les **granulocytes (polynucléaires),** reconnaissables à leur noyau multilobé et à de nombreux granules cytoplasmiques, représentent la majorité des leucocytes sanguins. Ils sont classés en fonction de leur coloration en :

Neutrophiles, qui sont des phagocytes professionnels et les plus nombreux des leucocytes (>70%). Il passent moins de 48 heures dans la circulation avant de migrer dans les tissus sous l'influence de stimuli chimiotactiques, où ils phagocytent ce qu'ils doivent et éventuellement en meurent. Ils ont des récepteurs pour les immunoglobulines et le complément qui leur facilitent la capture des particules opsonisées.

Éosinophiles (2-5% des leucocytes). Leurs granules contiennent un "noyau cristalloïde" constitué d'une protéine basique et qui peut être libéré par exocytose, causant ainsi des dommages aux agents pathogènes, en particulier les parasites. Les granules contiennent aussi de l'histaminase et de l'aryl-sulfatase qui régulent négativement les réactions inflammatoires.

Les **basophiles** constituent moins de 0,5% des leucocytes sanguins. Leurs granules contiennent des médiateurs de l'inflammation. Ces cellules sont par certains aspects fonctionnellement similaires aux mastocytes.

Les **mastocytes** sont présents dans la plupart des tissus bordant les vaisseaux sanguins. Ils contiennent de nombreux granules chargés de médiateurs de l'inflammation tels que l'histamine et le PAF. Ces granules sont délivrés sous l'influence du C3a ou du C5a, ou par l'agrégation d'anticorps de classe IgE liés à leur récepteur de haute affinité pour l'IgE (FcεRI). La stimulation de ces cellules induit la production de prostaglandines et de leucotriènes. Il y a deux types de mastocytes :

les **mastocytes des tissus conjonctifs** (CTMC, "connective tissue mast cells") représentent la population majeure de mastocytes fixés. Il sont ubiquitaires, contiennent de grandes quantités d'histamine et d'héparine et contrairement aux mastocytes des muqueuses, ils sont sensibles au cromoglycate de sodium.

les **mastocytes associés aux muqueuses** (MMC, "mucosal mast cells") sont présents dans l'intestin et les poumons. Leur prolifération est dépendante des cellules T et leur nombre est accru lors d'infections parasitaires.

LE SYSTÈME LYMPHOÏDE

Tissu lymphoïde primaire et secondaire. Les lymphocytes sont issus des cellules souches de la moelle osseuse et se différencient dans les tissus lymphoïdes primaires - les cellules T dans le thymus et les cellules B dans la moelle. Les cellules mûres exprimant les récepteurs pour l'antigène colonisent les tissus lymphoïdes secondaires, la rate, les ganglions lymphatiques et l'ensemble des tissus lymphoïdes associés aux muqueuses (MALT).

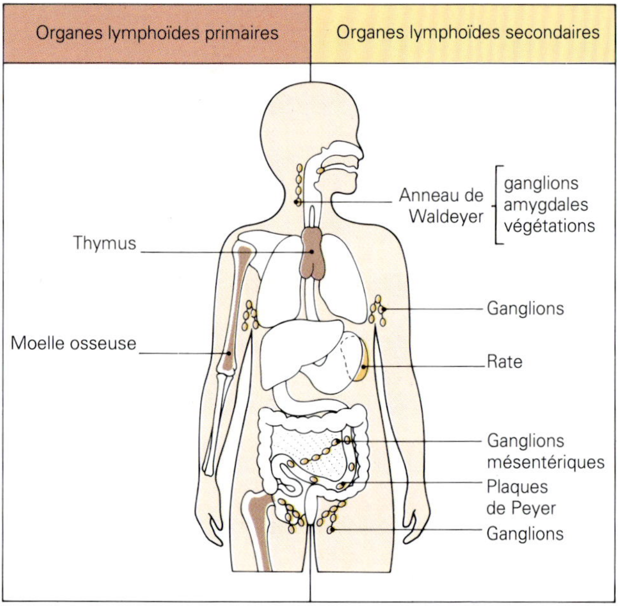

Fig. 1.7 Les principaux organes et tissus lymphoïdes.

Le trafic et la recirculation cellulaire. Les lymphocytes quittent la circulation en traversant des veinules spécialisées (HEV) des ganglions et du MALT. Ces cellules recirculent *via* le système lymphatique à travers des chaînes de ganglions pour revenir à la circulation sanguine. Les macrophages et les cellules de Langerhans recirculent depuis la périphérie jusqu'aux ganglions et peuvent y présenter l'antigène aux lymphocytes.

Les **veinules post-capillaires à endothélium épais** (**HEV**, "high endothelial venules") sont observables dans la plupart des tissus lymphoïdes secondaires, et peuvent être induites dans d'autres tissus lors de réactions immunes sévères et persistantes. Elles sont bordées par des cellules endothéliales cuboïdales exprimant des molécules d'adhésion spécifiques. Une grande proportion de lymphocytes passant dans ces tissus lymphoïdes secondaires se lient à ces molécules et peuvent ainsi migrer à travers cet endothélium spécialisé.

Le **système lymphatique** est un système de vaisseaux répartis dans tout l'organisme. Il est responsable du drainage des tissus et du retour de l'exsudat dans le sang. Il remplit aussi le rôle de canal conduisant les antigènes depuis la périphérie jusqu'aux ganglions, et permettant la recirculation des lymphocytes et des macrophages.

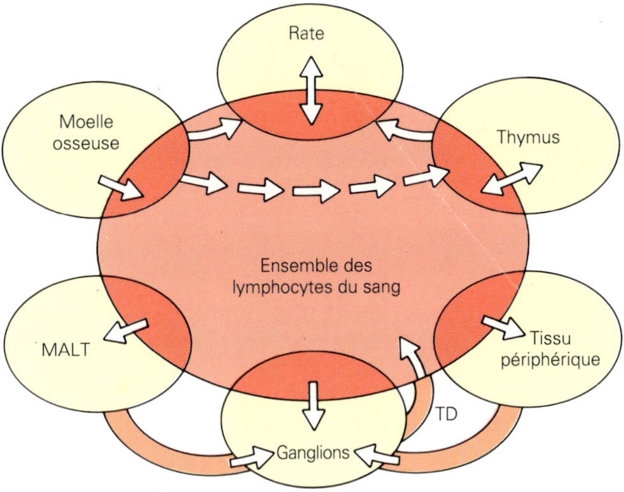

Fig. 1.8 La circulation des lymphocytes.

Le **canal thoracique** (**TD**, "thoracic duct") est le vaisseau lymphatique le plus important à travers lequel les cellules recirculantes, provenant du tronc, des organes internes et des membres inférieurs, retrouvent la circulation sanguine. Il se jette dans la veine sous-clavière gauche.

Le **canal lymphatique droit** draine la partie supérieure droite de l'organisme.

L'expression **"tissu lymphoïde associé aux muqueuses"** (**MALT**, "mucosa-associated lymphoid tissue") est un terme générique recouvrant tout le tissu lymphoïde non encapsulé, que l'on met en évidence dans les zones sous-muqueuses des systèmes respiratoire, gastro-intestinal et urogénital. Il protège ces sites d'une invasion potentielle par les agents pathogènes.

Les **amygdales**, partie du MALT associée au pharynx, sont particulièrement riches en cellules B et sont organisées en follicules.

L'**anneau de Waldeyer** est le terme décrivant l'ensemble du tissu lymphoïde du cou et du pharynx, comprenant les amygdales, les végétations adénoïdes, et les ganglions régionaux.

LES GANGLIONS LYMPHATIQUES

Les ganglions lymphatiques sont des organes encapsulés qui ponctuent le réseau lymphoïde et qui contiennent des agrégats de lymphocytes et de cellules présentant l'antigène. Ils sont placés de façon stratégique afin d'intercepter les antigènes provenant de la périphérie. C'est la raison pour laquelle il y a de nombreux ganglions dans les aisselles, les aines et le cou. Les ganglions mésentériques sont très gros et situés de façon à protéger l'organisme des antigènes et des pathogènes venant de l'intestin. Les ganglions sont structurellement organisés en zones :

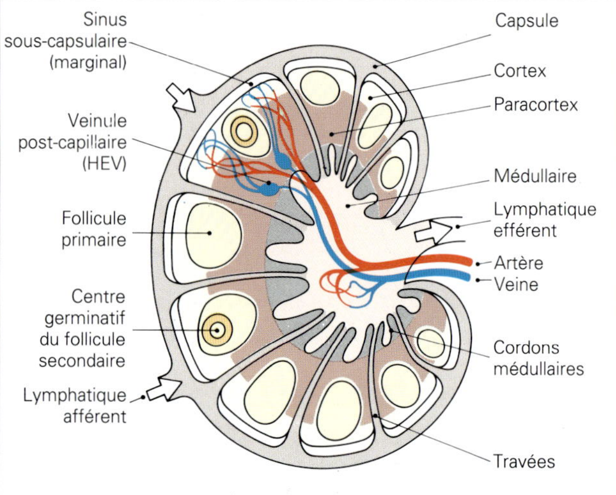

Fig. 1.9 La structure d'un ganglion.

Le **sinus marginal** est situé immédiatement sous la capsule et est occupé par des phagocytes, les macrophages de la zone marginale, qui peuvent capter l'antigène entrant dans le ganglion.

Le **cortex**, ou zone corticale, est la partie la plus externe du ganglion et contient essentiellement des cellules B. Les follicules se trouvent dans cette région.

Les **follicules lymphoïdes** sont des agrégats de lymphocytes et de CPA très entassés. Les ganglions non stimulés contiennent des follicules primaires qui se différencient en follicules secondaires plus volumineux après une stimulation antigénique.

Les **centres germinatifs** sont des zones formées de cellules en prolifération rapide et que l'on trouve dans le centre de certains follicules secondaires. Les centres germinatifs contiennent des grosses et des petites cellules folliculaires (centroblastes et centrocytes), quelques cellules T ($CD4^+$) et des cellules dendritiques folliculaires, qui sont très importantes pour le développement des cellules B à mémoire.

La **zone paracorticale** (paracortex) contient essentiellement des cellules T, entrelacées avec des cellules interdigitées exprimant fortement les antigènes de classe II du CMH. Ces cellules ont pour rôle de présenter l'antigène aux cellules T.

La **zone médullaire** (medulla) contient relativement peu de lymphocytes, mais un plus grand nombre de macrophages et de plasmocytes que les autres zones.

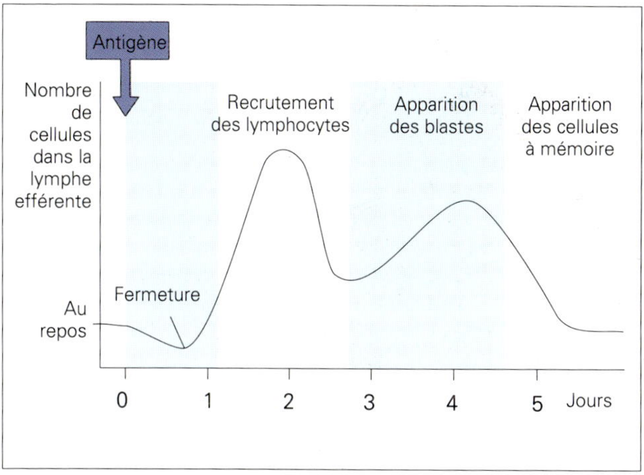

Fig. 1.10 Migration des lymphocytes hors des ganglions.

Les **cordons médullaires** sont des rangées de lymphocytes T et B qui s'étendent jusqu'à la zone médullaire.

Les vaisseaux **lymphatiques afférents et efférents.** Les cellules pénètrent dans les ganglions *via* les HEV et les vaisseaux lymphatiques afférents qui se jettent dans le sinus marginal sous-capsulaire. D'ici, elles migrent à travers le ganglion, ou dans des zones spécialisées, et finalement ressortent par le vaisseau lymphatique efférent.

La **fermeture du ganglion**. Normalement, il y a un efflux régulier de lymphocytes du ganglion, mais quand l'antigène pénètre dans le ganglion d' animal sensibilisé, la migration cesse pendant une période d' heures. Cette phase d'arrêt est suivie par une augmentation (et à mesure que les lymphocytes sont recrutés. Après quel lymphocytes spécifiques de l'antigène commencent à apparaître.

LA RATE

La rate est est un organe lymphoïde secondaire encapsulé situé dans le péritoine, sous le diaphragme et derrière l'estomac. Elle est constituée de deux types principaux de tissus, appelés la pulpe rouge et la pulpe blanche ou PALS.

La **pulpe rouge** est un réseau de cordons spléniques et de sinus veineux bordés de macrophages chargés de la destruction des érythrocytes sénescents. Des plasmocytes peuvent aussi être rencontrés dans cette zone.

La **pulpe blanche / PALS** ("periarteriolar lymphatic sheath", manchon lymphoïde périartériel) comprend l'essentiel du tissu lymphoïde, distribué autour des artérioles. Les cellules T sont localisées principalement autour des artérioles centrales et les cellules B plutôt vers l'extérieur. Les cellules B peuvent être organisées en follicules lymphoïdes primaires et secondaires, avec des centres germinatifs. On trouve aussi des phagocytes et des CPA dans les follicules.

La **zone marginale** est la région la plus externe du PALS. Elle est constituée de cellules B recirculant peu et de macrophages de la zone marginale qui présentent les antigènes thymo-indépendants aux cellules B. Les sinus marginaux bordent la tranche de la zone marginale. La plupart des lymphocytes entrent dans le PALS à travers des capillaires spécialisés de la zone marginale et migrent à travers les canaux de liaison, entre les sinus marginaux, dans les sinus veineux de la pulpe rouge.

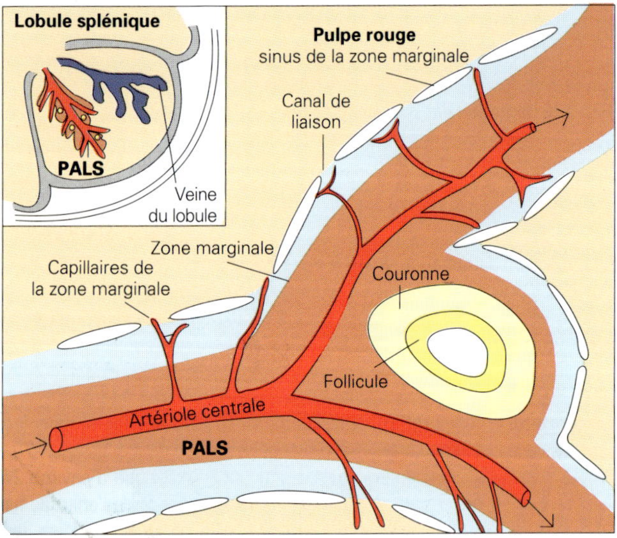

1.11 Le manchon lymphoïde périartériel (PALS).

LE TISSU LYMPHOÏDE ASSOCIÉ À L'INTESTIN (GALT)

Le concept de GALT ("gut-associated lymphoid tissues") recouvre l'ensemble des tissus lymphoïdes associés aux muqueuses de l'intestin. Le GALT comprend les accumulations ponctuelles de lymphocytes dans la lamina propria mais aussi les plaques de Peyer, qui contiennent des proportions extrêmement élevées de cellules B et de plasmocytes producteurs d'IgA.

Les **plaques de Peyer** sont des amas de lymphocytes dans la paroi de l'intestin grêle, qui apparaissent à l'œil comme des taches blanchâtres. La partie adjacente de la muqueuse intestinale est dépourvue d'entérocytes et présente un épithélium spécialisé constitué d'un type unique de cellules, les cellules M, capables de transporter les antigènes aux lymphocytes sous-jacents. C'est là aussi que l'IgA produite localement est transportée dans la lumière intestinale. Les lymphocytes entrent dans les plaques de Peyer *via* les HEV, qui expriment des molécules d'adhésion spécifiques d'organe, puis sont distribués dans les zones B et les zones T.

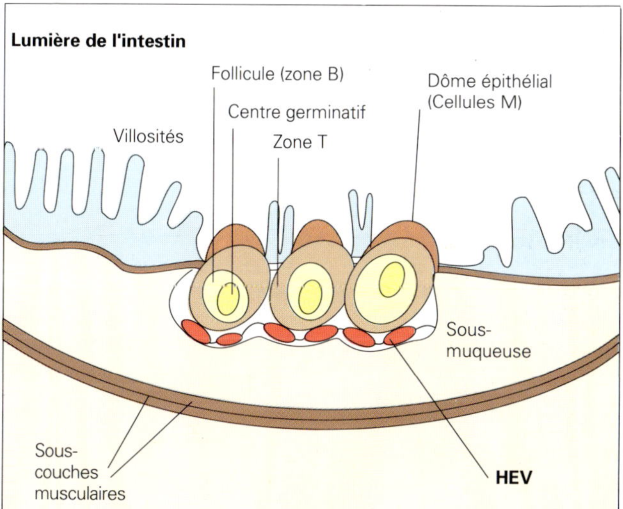

Fig. 1.12 Structure d'une plaque de Peyer.

Le **système immun sécrétoire** comprend les défenses immunitaires présentes dans les organes de la sécrétion, tels que les glandes salivaires, mammaires, et le GALT. La principale protection est assurée par l'IgA sécrétoire. Les IgA dimériques se lient au récepteur des Ig polymérisées à la surface basale des cellules épithéliales avant d'être transportées jusqu'à la lumière intestinale.

LE THYMUS

Le thymus est un organe lymphoïde primaire reposant sur le cœur, colonisé par des cellules souches provenant de la moelle osseuse, qui se différencient en lymphocytes T. Il est bilobé et organisé en lobules séparés par des travées de tissu conjonctif. Chaque lobule comprend un cortex et une medulla.

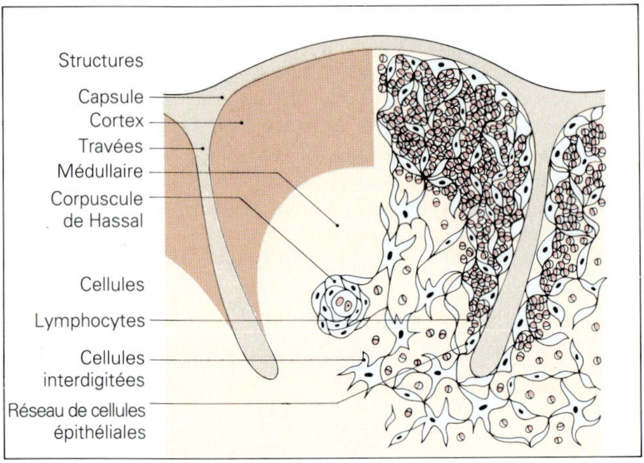

Fig. 1.13 La structure d'un lobule thymique.

Les **thymocytes** sont les lymphocytes thymiques. Durant la maturation dans le thymus, par interaction avec les CPA, le répertoire des récepteurs des cellules T pour l'antigène est établi et les cellules T autoréactives sont éliminées. Ce processus implique une prolifération des cellules immatures, mais aussi la mort (par apoptose) d'un grand nombre de cellules au cours de la sélection.

Le **cortex thymique**. La zone extérieure contient environ 85% des thymocytes. Ces cellules sont immatures, se divisent rapidement et expriment l'antigène CD1 chez l'Homme.

La **zone médullaire thymique** (medulla) contient relativement peu de lymphocytes mais ils sont plus mûrs que ceux du cortex et les populations de cellules T périphériques ($CD4^+$ ou $CD8^+$) commencent à apparaître.

Les **cellules épithéliales thymiques** forment un réseau de CPA présentant les antigènes de classe II du CMH, réparties dans le cortex et la medulla, et dont on pense qu'elles sont impliquées dans la sélection du répertoire des cellules T.

Les **corpuscules de Hassal** sont des structures en spirale, probablement constituées de cellules épithéliales, qu'on rencontre dans la zone médullaire. Leur fonction est inconnue.

LE DÉVELOPPEMENT DES LYMPHOCYTES

La **moelle osseuse** est un tissu hématopoïétique présent dans certains os. Un réseau de sinus veineux est organisé autour d'une artère et d'une veine centrales et filtre les cellules en cours de développement. Toutes les cellules sanguines sont dérivées des cellules souches de la moelle et 10% des cellules médullaires sont des lymphocytes regroupés en amas autour des artères radiales. Chez le mammifère adulte, les cellules B se développent et se différencient ici.

L'**éducation des cellules T** prend place dans le thymus, par suite de sa colonisation par des cellules pré-T venant de la moelle osseuse. Les thymocytes corticaux les plus immatures sont $CD4^-,8^-$ mais ils donnent naissance à la population se divisant rapidement $CD4^+,8^+$, qui constitue la majorité des thymocytes. Ces cellules expriment alors leur récepteur pour l'antigène (TcR) et subissent une sélection positive et négative. Les thymocytes en cours de différenciation perdent soit le marqueur CD4 soit le CD8 pour donner naissance aux cellules T mûres exprimant seulement CD4 ou CD8, cellules que l'on trouve dans la zone médullaire.

La **sélection positive et négative**. C'est le processus intrathymique par lequel les cellules T qui peuvent répondre à un antigène en association avec les molécules codées par leur propre CMH sont développées alors que les cellules autoréactives sont éliminées. Cette sélection résulte d'interactions avec l'épithélium cortical thymique d'une part, avec les CPA thymiques d'autre part.

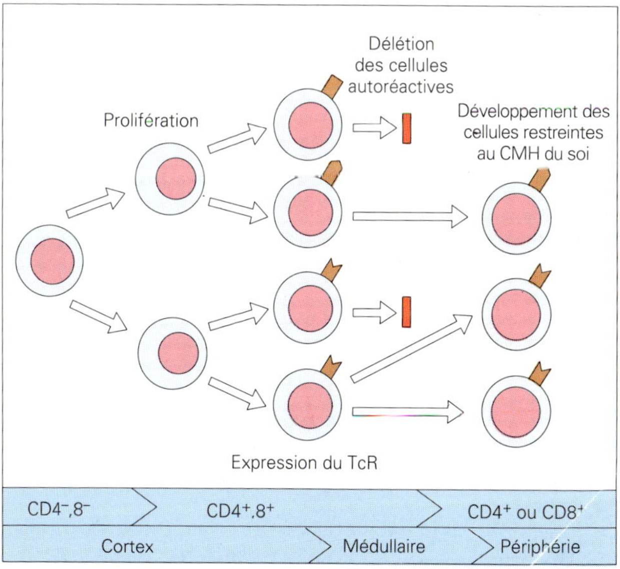

Fig. 1.14 Le développement des cellules T dans le thymus.

La reconnaissance | 2

LES RÉCEPTEURS POUR L'ANTIGÈNE

Le système immunitaire peut reconnaître l'antigène de deux façons. Les cellules B reconnaissent les antigènes natifs grâce à leur récepteur de type immunoglobuline (anticorps). Les cellules T ont évolué de façon à reconnaître l'antigène provenant de l'intérieur d'autres cellules, grâce à leur TcR (récepteur des cellules T pour l'antigène).

L'**antigène** est le terme utilisé pour décrire toute molécule qui peut être reconnue par le système immunitaire. En général les immunoglobulines reconnaissent et lient les antigènes intacts, ou de gros fragments dont la structure tertiaire est conservée. A l'opposé, les cellules T ne reconnaissent que les fragments polypeptidiques des antigènes qui sont associés aux molécules codées par le complexe majeur d'histocompatibilité (CMH), molécules exprimées à la surface des autres cellules de l'organisme.

Le **déterminant antigénique**, ou épitope, est la partie de l'antigène à laquelle se lie l'anticorps. Les antigènes possèdent habituellement plusieurs déterminants qui peuvent être différents les uns des autres, ou être des structures répétitives. Virtuellement, toute la surface d'une protéine est potentiellement antigénique. La Figure 2.1 représente les épitopes du lysozyme.

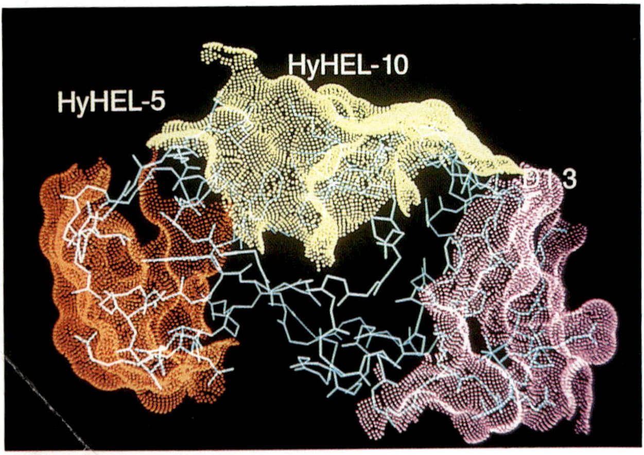

 Fig. 2.1 Les épitopes du lysozyme. Document du Dr D.R. Davis.

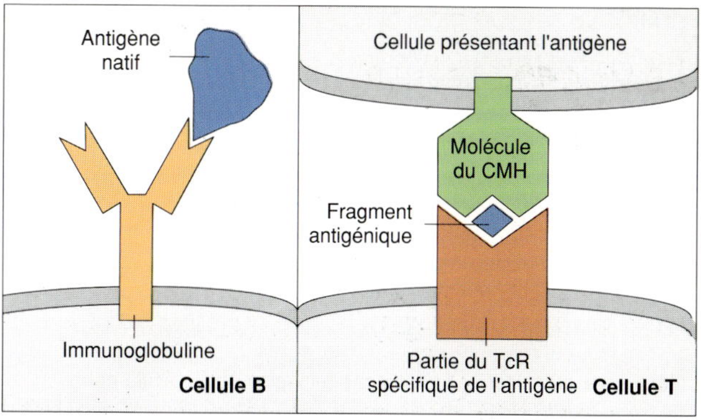

Fig. 2.2 Les récepteurs pour l'antigène.

Les **anticorps (Ac) / immunoglobulines (Ig)** ont été décrits à l'origine comme une classe de protéines sériques induites par un contact avec un antigène et qui se lient spécifiquement à l'antigène qui a provoqué leur synthèse. La plupart des anticorps sont associés à la fraction gamma-globulinémique du sérum. Par la suite, on a mis en évidence que les cellules B utilisent une forme membranaire de leur anticorps comme récepteur pour l'antigène.

Les **récepteurs des cellules T pour l'antigène (TcR)** sont des protéines membranaires présentes sur toutes les cellules T mûres, qui reconnaissent spécifiquement les peptides antigéniques associés aux molécules codées par le CMH. Le récepteur est constitué d'un hétérodimère responsable de la liaison au complexe antigène-CMH et d'un groupe de polypeptides membranaires qui déclenchent l'activation cellulaire. Le terme Ti est utilisé pour décrire la partie du TcR chargé de la liaison au complexe antigène-CMH, et qui diffère pour chaque clone de cellules T. Les polypeptides associés au TcR ne sont pas polymorphes et sont regroupés sous le terme de complexe CD3. Le CD3 est un marqueur des cellules T mûres.

Les **molécules du CMH de classe I et II** présentent l'antigène aux cellules T. Pour ce faire, elles s'associent aux fragments polypeptidiques provenant de l'antigène à l'intérieur de la cellule avant de les transporter à la surface cellulaire. Les molécules de classe I sont présentes sur toutes les cellules nucléées de l'organisme alors que les molécules de classe II ne sont détectables que sur un groupe restreint de cellules présentant l'antigène.

La **reconnaissance associative** décrit la façon dont le TcR reconnaît une combinaison unique d'un peptide antigénique particulier associé avec une molécule du CMH d'un haplotype spécifique. Le TcR interagit à la fois avec le peptide et les acides aminés entourant le site de liaison à l'antigène sur la molécule de classe I ou II.

STRUCTURE DES IMMUNOGLOBULINES

Chaînes lourdes et légères. Les immunoglobulines ont toutes une structure de base de 4 chaînes polypeptidiques, 2 chaînes légères (L, "light") identiques et deux chaînes lourdes (H, "heavy") identiques, stabilisées et liées par des ponts disulfures intra- et interchaînes (en rouge). Les chaînes lourdes sont glycosylées (en bleu). Il y a 5 types principaux de chaînes lourdes (μ, γ, α, ε, δ) constituées de 450 à 600 acides aminés et le type définit la classe de l'anticorps. Les chaînes légères peuvent être de 2 types (κ, λ) composées d'environ 230 résidus, et n'importe quel type de chaîne légère peut être associé à n'importe quel type de chaîne lourde. Les chaînes lourdes et légères sont organisées en domaines.

Immunoglobulines de membrane et immunoglobulines sécrétées. Les anticorps sont produits, soit comme protéines intégrales de la membrane des cellules B, où ils interviennent comme récepteurs pour l'antigène, soit sous une forme sécrétée. Les immunoglobulines sécrétées sont structurellement identiques à leur équivalent membranaire, à l'exception du segment transmembranaire et de la petite partie intracytoplasmique que l'on ne trouve qu'à l'extrémité C-terminale des Ig membranaires. Les Igs sécrétées sont présentes dans les liquides extracellulaires et les sécrétions. Les cellules B vierges produisent des Ig de membrane, mais après leur activation par l'antigène et leur différenciation en plasmocytes, elles se transforment pour produire des Igs sécrétées.

Les **domaines** sont des régions globulaires des protéines. Les domaines des immunoglobulines sont formés de 3 ou 4 boucles polypeptidiques stabilisées

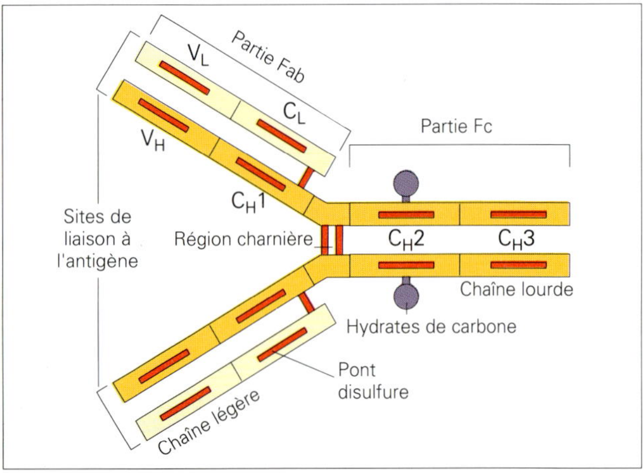

 Fig. 2.3 Structure polypeptidique de l'IgG.

par des feuillets ß plissés et un pont disulfure intrachaîne. Cette structure est parfois appelée un cylindre ß. Les chaînes légères sont constituées de 2 domaines et les chaînes lourdes de 4 ou 5.

La **région charnière** est une partie de la chaîne lourde (entre les régions Fc et Fab) qui contient les ponts disulfures reliant les chaînes lourdes et qui confère une certaine flexibilité à la molécule anticorps.

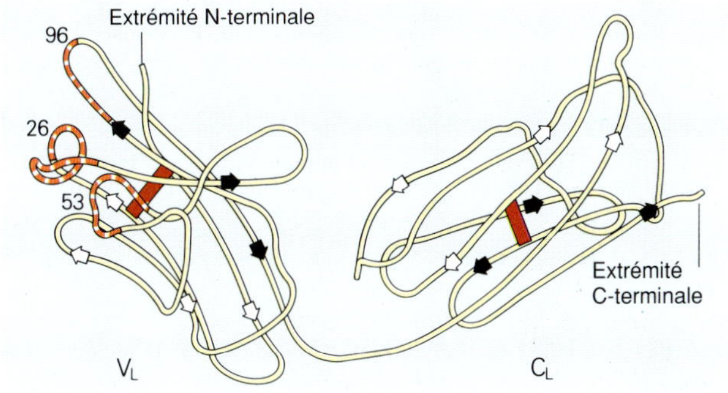

Fig. 2.4 Modèle de repliement des domaines variable et constant de la chaîne légère.

Régions variables (V) et constantes (C). L'analyse du degré de variabilité dans la composition en acides aminés entre différentes molécules d'anticorps de la même classe montre que le plus grand nombre de variations dans la séquence est concentré dans les domaines N-terminaux des chaînes lourdes et légères ; c'est pourquoi on appelle cette zone la région V. Les régions V d'une chaîne légère et d'une chaîne lourde constituent le site de liaison à l'antigène. Les autres domaines sont relativement invariants à l'intérieur d'une classe donnée et forment donc la région constante (C). Les différents domaines des molécules d'anticorps sont nommés selon leur appartenance à la région constante ou variable, et selon leur appartenance à la chaîne lourde ou légère. Par exemple :

V_H et V_L sont les domaines variables des chaînes lourdes et légères.

C_L et C_H1 sont respectivement le domaine constant de la chaîne légère et le premier domaine constant de la chaîne lourde.

Cγ, Cμ, etc... Les domaines des chaînes lourdes sont quelquefois définis par leur appartenance à une classe d'immunoglobulines. Par exemple, Cμ1 est le premier domaine constant de la chaîne lourde μ de l'immunoglobuline IgM.

VARIATIONS STRUCTURALES DES ANTICORPS

Les molécules d'anticorps sont structurellement hétérogènes bien qu'elles soient toutes construites à partir d'unités ayant la structure de base constituée de 4 chaînes polypeptidiques.

Classes et sous-classes. Les anticorps peuvent être groupés sur la base d'analogies structurales en différentes classes et sous-classes selon le type de leur chaîne lourde. Chaque classe remplit différentes fonctions. Chez les mammifères, il y a 5 classes d'anticorps - IgG, IgM, IgA, IgD et IgE. Les IgG et les IgA sont divisées en sous-classes. Le nombre de sous-classes diffère selon les espèces. Par exemple, chez l'Homme, il y a 4 sous-classes d'IgG, IgG1 à IgG4. Les sous-classes sont des isotypes.

Chaînes kappa et lambda. Les chaînes légères des anticorps peuvent aussi être divisées en 2 types appelés κ et λ, codés par des loci séparés. Les deux types de chaînes légères peuvent s'associer avec n'importe quelle chaîne lourde.

L'**exclusion allélique** est le processus par lequel une cellule utilise soit le gène du chromosome d'origine maternelle, soit le chromosome d'origine paternelle, mais en aucun cas les 2. Une cellule B présente une exclusion allélique pour ses gènes de chaînes lourdes et légères.

La variabilité des anticorps est dû à leur constitution même qui est codée par un certain nombre de gènes différents réarrangés avant d'être exprimés. Cette variabilité peut être divisée en 3 catégories :

La variabilité **isotypique** correspond à l'existence de différentes classes et sous-classes d'immunoglobulines toutes présentes chez tous les membres d'une espèce. Il existe des gènes distincts pour chaque type, appartenant tous au groupe des gènes de chaînes lourdes ou légères.

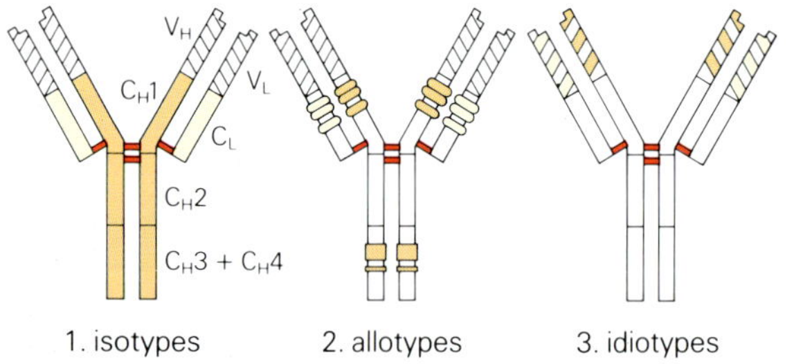

Fig. 2.5 Variabilité des immunoglobulines.

Les **allotypes** sont des marqueurs antigéniques variables reflétant des différences génétiques à l'intérieur d'une espèce. Chaque individu présente une variation particulière à chaque locus d'Ig, variation qui souvent sera différente de celle des autres individus.

Les **idiotypes** sont des structures variables résultant de la très grande hétérogénéité des régions V, à mettre en relation avec la grande variété des domaines V nécessaires pour reconnaître tous les antigènes.

Le **diagramme de Kabat et Wu** décrit la variabilité de la séquence en acides aminés dans les immunoglobulines déterminée en comparant les séquences de nombreux anticorps différents. Il représente la variabilité en fonction de la position des résidus, mettant ainsi en évidence les régions les plus variables des chaînes lourdes et légères.

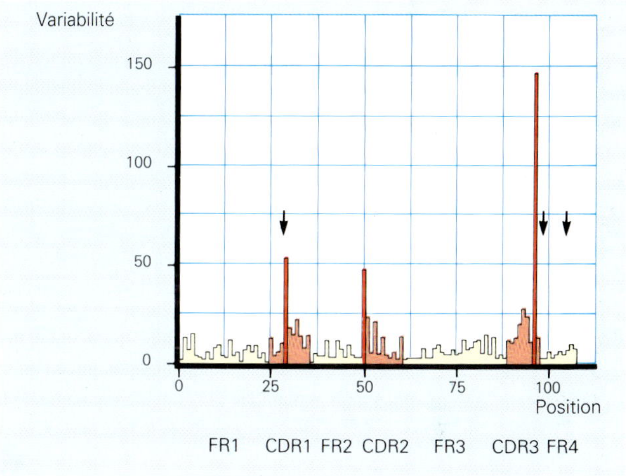

Fig. 2.6 Diagramme de Kabat et Wu appliqué à la chaine légère.

Les **régions hypervariables et l'armature**. Appliquant la technique de Kabat et Wu aux régions V des immunoglobulines, on constate que la plus grande variabilité est concentrée en 3 régions hypervariables (en rouge) séparées par des segments relativement conservés regroupés sous le terme d'armature (FR, "framework").

La notion de **région de complémentarité** (**CDR**, "complementary determining region") est pratiquement synonyme de la région hypervariable. C'est une partie de la région V qui constitue le site de liaison à l'antigène. Le repliement du domaine V rapproche les CDR à l'extrémité distale de la molécule.

Groupes et sous-groupes. Les nombreux domaines des régions V peuvent être classés en groupes et sous-groupes selon les analogies détectées dans les séquences peptidiques de leur armature. Les gènes codant pour les membres d'un groupe donné sont souvent contigus.

FONCTIONS DES ANTICORPS

Les anticorps sont des molécules bifonctionnelles. Leur première fonction est de se lier à l'antigène mais elles doivent aussi interagir avec les systèmes effecteurs et les tissus de l'hôte afin d'éliminer l'antigène. Certaines de ces fonctions peuvent être réalisées directement par la liaison avec l'antigène. Par exemple, les anticorps qui reconnaissent les molécules de surface des virus peuvent les empêcher de se lier aux cellules-hôtes et de les infecter. Cependant la plupart des fonctions des anticorps nécessitent la liaison des complexes antigène-anticorps aux récepteurs Fc des cellules. Les sites de liaison à l'antigène sont formés par les domaines V des chaînes légères et lourdes, alors que les domaines C de la région Fc interagisssent avec les cellules du système immunitaire et le composant C1q du complément. Les différentes classes et sous-classes d'anticorps interagissent avec différentes cellules et sont donc douées de fonctions différentes.

L'**IgG** est l'immunoglobuline sérique majeure et constitue le principal anticorps au cours de la réponse secondaire à la plupart des antigènes. Chez l'Homme, elle est transférable à travers le placenta pour assurer la protection de l'enfant pendant la période néonatale. Toutes les sous-classes d'IgG, excepté l'IgG4, peuvent se lier au C1q grâce à un site spécifique sur le Cγ2, afin d'activer la voie classique du complément. L'IgG peut se comporter comme une opsonine en fixant les complexes immuns aux récepteurs Fc des neutrophiles et des macrophages. Elle peut aussi sensibiliser les cellules-cibles pour permettre leur destruction par les cellules K.

L'**IgM** est un pentamère de la structure de base. C'est la première classe d'Ig qui est produite au cours du développement de la réponse immune primaire. Elle fixe le complément de façon très efficace et elle est le composant principal de la réponse anticorps aux antigènes thymo-indépendants.

L'**IgA** existe sous forme de monomères, dimères et polymères de l'unité de base. Elle est essentiellement chez l'Homme sous forme monomérique, et dans d'autres espèces, sous forme dimérique. L'IgA est la classe d'Ig la plus abondante dans les sécrétions où elle protège les membranes des muqueuses. On la trouve aussi dans le colostrum et elle est particulièrement importante dans la protection des nouveau-nés dans les espèces où l'IgG ne peut pas traverser le placenta.

La **chaîne J** est un polypeptide présent dans les immunoglobulines polymériques (IgM et IgA) dont il facilite la polymérisation. Elle est synthétisée par les cellules B, mais n'est pas codée par des gènes d'Ig.

Le **récepteur des Ig polymérisées** est présent à la surface séreuse des cellules épithéliales, qui peuvent transporter et sécréter l'IgA. C'est un membre de la superfamille des immunoglobulines. Il est constitué de 5 domaines. Les dimères d'IgA se lient au récepteur et sont transportées à travers l'endothélium. Le récepteur est alors partiellement dégradé, donnant naissance à la pièce sécrétoire et relarguant l'IgA sécrétée par exocytose.

La **pièce sécrétoire** est la forme soluble du récepteur des Ig polymérisées. Elle est liée à l'IgA par des ponts disulfures et est enroulée autour de celle-ci pour la protéger de la dégradation par les protéases.

L'**IgD** est présente sous forme de traces dans le sérum mais fait fonction de récepteur à la surface des cellules B, où elle est co-exprimée avec l'IgM. L'IgD apparaît sur les cellules B qui se différencient à la suite de leur activation, mais est absente des cellules mûres productrices d'anticorps.

Immunoglobulines	Chaîne lourde	Concentration sérique moyenne (mg/ml)	Constante de sédimentation	Poids moléculaire	Poids moléculaire de la chaîne lourde	Nombre de domaines de la chaîne lourde	Hydrates de carbone (%)
IgG1	γ1	9	7S	146 000	51 000	4	2-3
IgG2	γ2	3	7S	146 000	51 000	4	2-3
IgG3	γ3	1	7S	170 000	60 000	4	2-3
IgG4	γ4	0,5	7S	146 000	51 000	4	2-3
IgM	μ	1,5	19S	970 000	65 000	5	12
IgA1	α1	3,0	7S	160 000	56 000	4	7-11
IgA2	α2	0,5	7S	160 000	52 000	4	7-11
sIgA	α1 ou α2	0,05	11S	385 000	52-56 000	4	7-11
IgD	δ	0,03	7S	184 000	69 700	4	9-14
IgE	ε	0,00005	8S	188 000	72 500	5	12

Fig. 2.7 Propriétés physicochimiques des sous-classes d'immunoglobulines humaines.

L'**IgE** se lie aux récepteurs Fc de haute affinité (FcεRI) des mastocytes et des basophiles, ce qui induit ces cellules à relarguer certains médiateurs pharmacologiquement actifs après un contact avec l'antigène. L'IgE est particulièrement importante dans la protection contre les infections par des helminthes, mais elle est aussi responsable des réactions d'hypersensibilité de type I, telles que l'asthme ou le rhume des foins.

GÉNÉTIQUE DES IMMUNOGLOBULINES

Les gènes codant pour les anticorps sont répartis en 3 loci sur des chromosomes séparés. Ce sont les gènes des chaînes légères (L) κ et λ et lourdes (H). Chacun de ces loci regroupe un grand nombre de segments génétiques différents codant pour des polypeptides (exons), séparés par des segments non-codants, mais qui contiennent des séquences importantes dans le contrôle génétique et le processus de recombinaison (introns). Les gènes des immunoglobulines subissent un certain nombre d'événements de recombinaison durant le développement et la maturation des cellules B. Les premiers événements sont les réarrangements des gènes des chaînes H et L pour former les segments codant pour leurs domaines V. Ces segments sont alors reliés aux domaines C pour aboutir à l'ARNm des chaînes H et L. Plus tard dans le développement, les cellules B pourront opérer d'autres réarrangements de leur ADN, en particulier lors du changement dans la classe d'anticorps produit.

La **génération de la diversité** décrit le processus par lequel un grand nombre de régions V peut être généré. Ceci est possible grâce à : 1) un grand nombre de gènes des régions V dans les groupes de gènes des différents types κ, λ et H ; 2) un mécanisme de recombinaison entre les segments génétiques V, D et J ; 3) des erreurs de recombinaison ; 4) des mutations somatiques ponctuelles ; 5) des combinaisons diverses entre les chaînes lourdes et légères.

Les **gènes de la lignée germinale** sont ceux qui sont transmis d'une génération à l'autre. Ils peuvent être altérés au cours du développement de la cellule. La modification majeure des gènes d'Ig est la recombinaison entre les segments V, D et J qui codent pour les domaines variables des chaînes H et L. Ceci n'intervient que dans les cellules B.

Les **gènes V** codent pour la partie N-terminale (environ 95 résidus) des domaines V. Le nombre de gènes V à chaque locus diffère selon les loci et les espèces, mais peut atteindre plusieurs centaines. Des gènes V analogues sont présents aux loci codant pour les chaînes du récepteur des cellules T (TcR).

Les **gènes J** et les **gènes D**. Pour produire un gène codant pour une région V de la chaîne H, n'importe quel segment V_H est recombiné avec n'importe lequel des gènes D ("diversity") et J ("joining"), aboutissant ainsi au gène VDJ. La recombinaison intervenant pour les chaînes légères est similaire à l'exception des gènes D qui n'existent pas. Le gène V est associé directement au gène J. Des segments de gènes J analogues sont présents dans les loci codant pour toutes les chaînes du TcR. Des segments de gènes D analogues existent dans les loci des chaînes β et δ du TcR. (Noter que les segments J ne doivent pas être confondus avec les chaînes J).

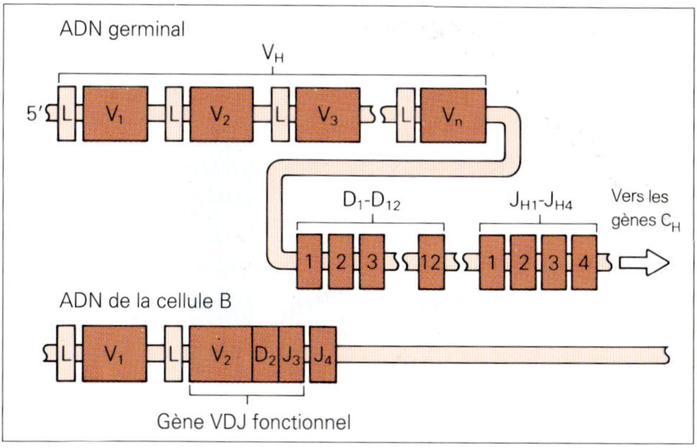

Fig. 2.8 La recombinaison VDJ.

La recombinaison et la règle 12/23. La recombinaison est le mécanisme par lequel les différents segments génétiques codant pour les récepteurs pour l'antigène sont associés. Ce processus dépend de séquences spécifiques de recombinaison encadrant chaque gène V, D et J. Les séquences de recombinaison rapprochent les segments de gènes qui sont découpés puis ressoudés par des enzymes afin d'éliminer les introns intercalés. C'est une séquence constituée d'un heptamère, d'une suite de 12 ou 23 bases, puis d'un nonamère. La règle 12/23 impose qu'une séquence flanquante de 12 bases peut seulement se recombiner avec une de 23 bases. Ceci contrôle le fait que seules les chaînes lourdes peuvent subir des recombinaisons de type VDJ, alors que les chaînes légères font des recombinaisons de type VJ. Le point précis de la recombinaison peut varier, comme le schéma l'illustre pour la recombinaison du Vκ21 et du J1 dans 3 myélomes différents. Ceci donne naissance à des séquences nucléotidiques différentes codant pour les acides aminés 95 et 96, créant ainsi une source additionnelle de diversité.

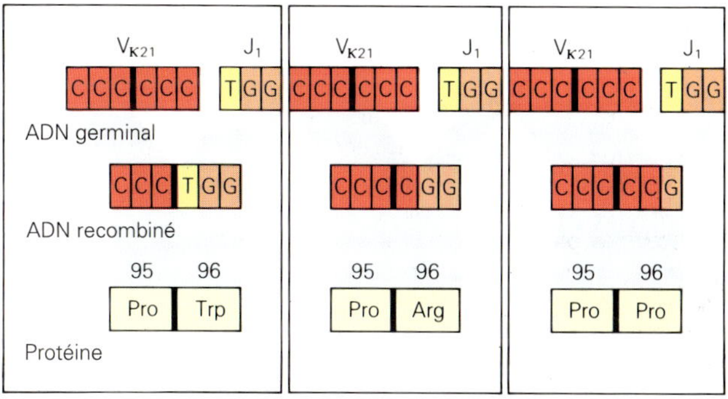

Fig. 2.9 La diversité des chaînes légères peut être créée par une recombinaison variable.

Les **régions N** sont des segments nucléotidiques qui peuvent être insérés dans les jonctions entre les gènes V, D et J pendant la recombinaison. Ils ne sont pas codés par l'ADN germinal, et sont donc une source complémentaire de diversité.

RAG-1 ("recombination activating gene"). On pense que ce 'gène activant la recombinaison' contrôle l'initiation de la recombinaison somatique dans les cellules T et B.

L'**hypermutation somatique** est le processus par lequel des changements de bases nucléotidiques prennent place pendant la vie du lymphocyte B, produisant ainsi des mutations ponctuelles dans les polypeptides d'immunoglobulines. Le taux de mutation est extrêmement élevé dans les régions entourant les gènes d'Ig. Le mécanisme est activé au cours de la différenciation des cellules B, et est associé (mais non consécutif) à la commutation de classe. C'est pourquoi les molécules d'IgG sont généralement plus éloignées des séquences germinales que les IgM.

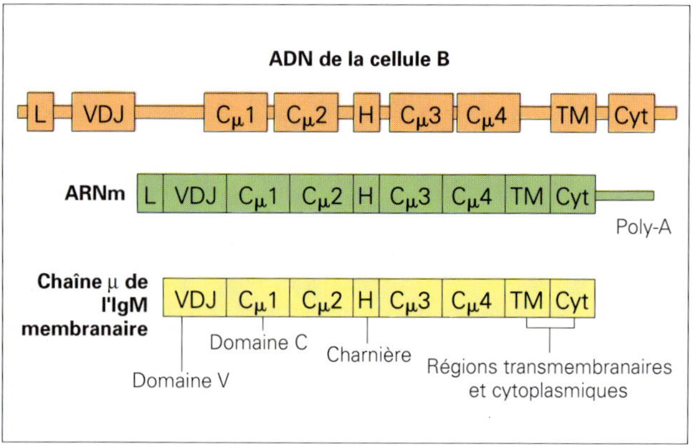

Fig. 2.10 Production des polypeptides d'immunoglobulines.

Synthèse des anticorps. Le segment de l'ADN codant pour les régions recombinées VDJ (chaîne lourde) ou VJ (chaîne légère) et la région C est transcrit sous la forme d'un ARN pré-messager qui contient encore les introns et qui peut être détecté dans l'ARN hétéronucléaire (ARNhn). Le transcrit primaire est alors épissé pour éliminer les introns, dans un processus qui implique la reconnaissance de séquences nucléotidiques spécifiques appelées "donneuses" et "accepteuses", bordant directement les exons. Ceci donne naissance à l'ARNm qui est transporté à travers la membrane du réticulum endoplasmique (RE). Chaque ARNm contient une séquence leader (L) ou signal (SS) par laquelle il est orienté vers le RE. Le processus est illustré pour une IgM membranaire (Fig. 2.10). Les immunoglobulines complètes sont assemblées et glycosylées dans le réticulum endoplasmique et stockées dans l'appareil de

Golgi. Les immunoglobulines sécrétées sont relarguées par exocytose, alors que les Ig de membrane migrent jusqu'à la surface cellulaire.

Les **gènes C**. Les gènes des régions constantes des chaînes lourdes sont localisés en aval (3') du gène VDJ recombiné. Chaque gène est en fait une série d'exons codant pour les différents domaines C complétée par les exons spécifiques de la région charnière (sauf pour l'IgA) et des régions cytoplasmiques et transmembranaires. Le transcrit primaire de la chaîne lourde peut être traité de 2 façons différentes, pour produire l'ARNm des immunoglobulines sécrétées ou membranaires. Pour produire les Ig de membrane, les exons codant pour les segments transmembranaires sont épissés juste après le domaine C terminal. Si ceci ne se produit pas, le signal d'arrêt est conservé et l'ARNm des immunoglobulines sécrétées est produit. Le site de polyadénylation contrôle l'épissage de l'ARNhn. En premier lieu, une cellule B associe un gène μ à son gène VDJ, mais les autres gènes C peuvent aussi être liés à VDJ, c'est le phénomène de la commutation de classe.

La **commutation de classe** est le processus par lequel la cellule peut modifier

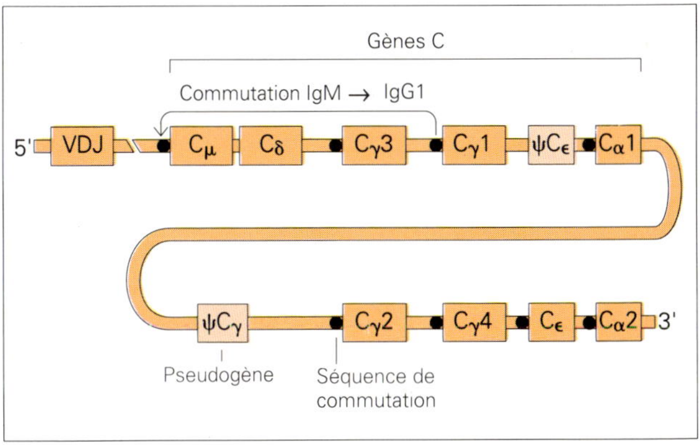

Fig. 2.11 Les gènes de chaînes lourdes chez l'Homme.

la classe d'immunoglobuline qu'elle produit tout en conservant la même spécificité antigénique. Tous les gènes codant pour les régions constantes des chaînes lourdes (sauf δ) sont précédés d'une séquence de commutation. La commutation est réalisée en présentant un nouveau gène C à la position occupée par le gène Cμ. Ceci entraîne l'élimination des gènes intercalés. La figure illustre la commutation d'IgM vers IgG1. Il est aussi possible de réaliser cette commutation en transcrivant de très longs ARN primaires, qui sont épissés afin de connecter le nouveau gène C au segment VDJ. C'est d'ailleurs la seule façon de produire l'IgD, qui ne possède pas de séquence de commutation. Tout ce processus est contrôlé par les cellules T et est modulé par les cytokines.

LES FRAGMENTS D'IMMUNOGLOBULINES

L'essentiel du travail d'élucidation de la structure des immunoglobulines a été réalisé grâce à l'utilisation de fragments préparés par diverses méthodes, soit de digestion enzymatique, ou de réduction sélective des ponts disulfures interchaînes. Les fragments sont alors séparés par chromatographie. Les fragments Fab et $F(ab')_2$ sont les plus intéressants. Le Fab n'a qu'un site de liaison à l'antigène et donc ne peut pas agréger les déterminants antigéniques, alors que le $F(ab')_2$ présente 2 sites et est capable de réaliser cette fonction. Ces 2 fragments sont dépourvus de la région Fc, et sont donc très utiles dans l'étude des fonctions des anticorps qui dépendent de cette zone. Le tableau ci-dessous décrit les structures des différents fragments (en jaune) et les méthodes utilisées pour les obtenir. Seuls les fragments d'IgG sont illustrés mais des fragments analogues peuvent être obtenus à partir des autres classes d'immunoglobulines.

Fragment	Structure	Obtention
$F(ab')_2$	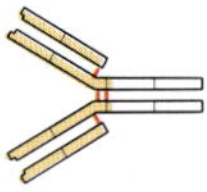	Digestion par la pepsine
Fab'	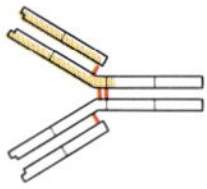	Digestion par la pepsine et réduction partielle
Fab	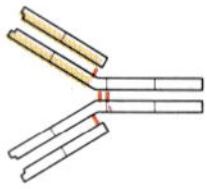	Digestion par la papaïne
Fc	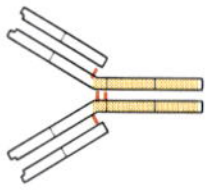	Digestion par la papaïne
Facb	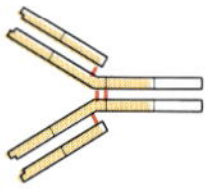	Digestion par la plasmine
pFc'	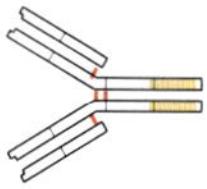	Digestion par la pepsine ou la plasmine
Fd	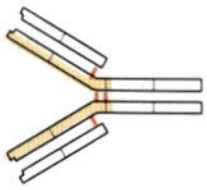	Digestion par la pepsine, réduction partielle et réagrégation

 Fig. 2.12 Les fragments d'immunoglobulines.

LES IDIOTYPES

Les **idiotopes.** Les idiotypes (Ids) sont des familles d'immunoglobulines qui peuvent être distinguées en fonction de leurs régions V par l'utilisation d'anticorps anti-idiotypes. Les domaines V des différents anticorps peuvent être considérés comme des antigènes, comme n'importe quelle protéine, et les anticorps dirigés contre ces domaines peuvent y reconnaître différents déterminants antigéniques. Ceux-ci sont appelés les idiotopes. Un idiotype est défini par l'ensemble des idiotopes qui le constituent.

Les **idiotypes cross-réactifs** (CRI) sont analogues aux antigènes présentant des réactions croisées. Il arrive qu'un idiotope particulier soit partagé par 2 anticorps différents, qui réagiront donc avec le même anticorps anti-idiotypique (ils présenteront une réaction croisée).

Idiotype et/ou Ac prototype	Antigène	Souche	Haplotype d'Ig
T15	PC	BALB/c	a
NPb,B(1-8)	NP	C57BL/6	b
ABA(CRI)	ARS	A/J	e
A5A	Hydrate de carbone de streptocoque	A/J	e
MOPC-460	TNP-Levane	BALB/c	a
Dex	α 1,3 Dextrane	BALB/c	a
GAL	β 1,6-Galactane	BALB/c	a

Fig. 2.13 Exemples d'idiotypes murins.

Idi et Idx sont des abréviations permettant de distinguer les idiotypes privés (uniques ou individuels, Idi) et cross-réactifs (Idx). Ces termes ne peuvent être appliqués qu'à des systèmes particuliers d'anticorps.

Idiotypes récurrents et dominants. Il arrive qu'un idiotype particulier soit fréquemment rencontré dans la réponse de différents individus à un antigène particulier. C'est un idiotype récurrent. Si un idiotype est détectable sur la plupart des anticorps induits en réponse à un antigène donné, c'est un idiotype dominant.

Les **idiotypes de la lignée germinale**. Dans les groupes d'animaux consanguins, la capacité à produire un idiotype particulier dépend souvent de l'haplotype des immunoglobulines. Ceci est dû au fait que les souches possèdent un ensemble particulier de gènes V, D et J. Le tableau ci-dessus présente quelques-uns de ces idiotypes.

LES ANTIGÈNES

Immunogènes. Un antigène est une molécule reconnue par le système immunitaire. Le terme immunogène est réservé aux antigènes qui induisent une réponse immune intense, particulièrement dans le contexte de l'immunité vis-vis des pathogènes.

Le **déterminant antigénique** (épitope) est la partie de l'antigène qui se lie à l'anticorps. Les antigènes ont habituellement un grand nombre de déterminants, qui peuvent être différents les uns des autres, ou au contraire être des structures répétitives.

Haptènes et porteurs. Certains antigènes artificiels ont été utilisés pour analyser la réponse immunitaire. En particulier, de petits déterminants antigéniques (haptènes) peuvent être couplés de façon covalente à de plus grosses molécules (porteurs). Les haptènes se lient aux anticorps mais ne peuvent induire par eux-mêmes une réponse humorale. Les haptènes sont reconnus par les cellules B et les porteurs par les cellules T.

L'effet porteur. On observe une réponse secondaire optimale si l'haptène est couplé au même porteur pour l'immunisation primaire et secondaire. Ceci est décrit dans la Figure 2.15 (exp. 1 et 2), où on mesure la réponse anti-DNP après l'immunisation avec les conjugués haptène-porteur, soit SAB-DNP, soit OA-DNP. L'effet porteur peut être contourné en immunisant l'animal contre le second porteur (OA) avant le rappel (Fig. 2.15, exp. 3). C'est l'amorçage par le porteur ("carrier priming").

ARS	–	p-arséniate d'azophényl
BGG	–	Gammaglobuline bovine
BSA	–	Sérum-albumine bovine
CGG	–	Gammaglobuline de poulet
DNP	–	Dinitrophénol (haptène)
GAT	–	Copolymère de glutamine, alanine et tyrosine
KLH	–	Hémocyanine de la patelle
NIP	–	Nitro-iodo-phénylacétyl (haptène)
NP	–	Nitro-phénylacétyl (haptène)
OA	–	Ovalbumine
PC	–	Phosphorylcholine (haptène)
PLL	–	Poly-L-lysine
(P,G)-A–L; (T,G)-A–L; (H,G)-A–L;	–	Polymères synthétiques ayant une ossature d'alanine et de lysine (A–L) polymérisées, substituée avec des branchements d'acide glutamique (G) et de phénylalanine (P), ou de tyrosine (T) ou d'histidine (H).
PPD	–	dérivé protéique purifié de la tuberculine
TNP	–	Trinitrophénol (haptène)
TMA	–	Tétraméthylammonium (haptène)

 Fig. 2.14 Les haptènes et les porteurs les plus couramment utilisés.

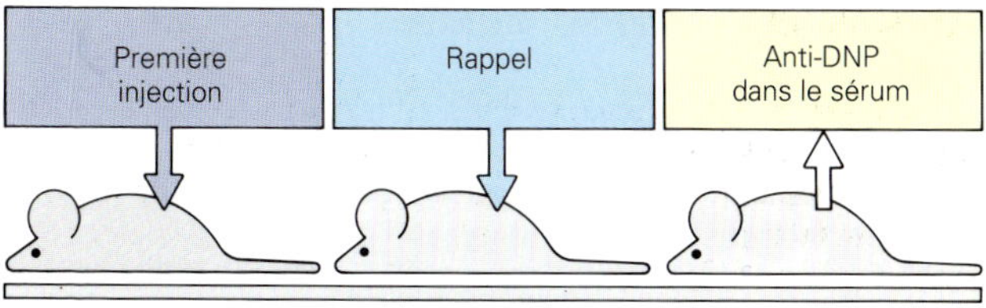

Première injection	Rappel	Anti-DNP dans le sérum
1. BSA–DNP	BSA–DNP	+ + +
2. BSA–DNP	OA–DNP	+
3. BSA–DNP+OA	OA–DNP	+ + +

Fig. 2.15 L'effet porteur.

Les **antigènes thymodépendants** doivent être reconnus par les cellules T et les cellules B pour induire une réponse humorale. La plupart des antigènes protéiques appartiennent à ce groupe.

Les **antigènes thymo-indépendants** peuvent stimuler les cellules B à produire des anticorps sans l'aide des cellules T. Ce sont généralement des grosses molécules polymérisées, présentant des déterminants antigéniques répétés et qui sont dégradés lentement.

Les **antigènes thymo-indépendants de type I et de type II** sont différents dans leur capacité à activer différentes sous-populations de cellules B. Les antigènes de type I stimulent à la fois les cellules B $Lyb5^+$ et $Lyb5^-$ murines, alors que les antigènes de type II ne touchent que les cellules $Lyb5^+$.

Antigène	Degré de polymérisation	Mitogène des cellules B	Résistance à la dégradation	Type
Lipopolysaccharide (LPS)	+	+++	+	1
PPD	–	+++	+	1
Dextrane	++	–	++	2
Levane	++	–	++	2
Ficoll	+++	–	+++	2
Flagelline polymérisée	++	+	+	2
poly I : poly C	++	++	+	2
Acides aminés D polymérisés	+++	–	+++	2

Fig. 2.16 Les antigènes thymo-indépendants les plus couramment utilisés.

LES INTERACTIONS ANTIGÈNE / ANTICORPS

Les **épitopes et les paratopes** sont des concepts utilisés pour décrire les interactions entre l'antigène et les récepteurs pour l'antigène (y compris les anticorps). Un épitope est un déterminant antigénique et le paratope, formé par les boucles hypervariables des domaines V, est la partie de l'anticorps qui se lie à l'épitope.

Les **résidus de contact** sont les acides aminés de l'épitope et du paratope qui interviennent dans la liaison antigène / anticorps.

Les **épitopes continus et discontinus**. L'étude des interactions moléculaires précises entre l'antigène et l'anticorps montre que certains épitopes sont constitués d'une séquence linéaire d'acides aminés (épitope continu). Dans de nombreux cas, cependant, un épitope est constitué de résidus provenant de différents segments de l'antigène protéique, rapprochés par le repliement de la chaîne polypeptidique (épitope discontinu).

Liaison antigène / anticorps. Les anticorps se lient à l'antigène qui induit leur formation par de multiples liaisons non covalentes, liaisons de Van der Waals, liaisons électrostatiques, liaisons hydrogène et interactions hydrophobes. Les études par cristallographie de complexes immuns entre des anticorps et des antigènes protéiques ont montré qu'ils interagissent par des surfaces complémentaires de plus de 1000 Å^2 avec la troisième région hypervariable (VJ et VDJ) localisée près du centre du site de liaison. Les régions hypervariables des deux chaînes (H et L) participent au contact par leurs acides aminés. La figure du haut de la page opposée montre un antigène (le lysozyme, en vert) et les chaînes légères (en jaune) et lourdes (en bleu) d'un anticorps anti-lysozyme. La figure du bas montre les molécules ayant subi une rotation frontale de 90°, et en particulier les résidus entrant en contact (rouges et roses, numérotés) sur les faces qui interagissent.

La **neutralisation des charges** se réfère au fait que les résidus de contact chargés sur un épitope sont souvent neutralisés par des résidus de charge opposée sur le paratope. Ceci est particulièrement important au centre du site de liaison.

L'**ajustement induit** se réfère à la flexibilité des résidus des boucles hypervariables en contact avec l'épitope qui autorise un ajustement optimal entre les deux molécules.

L'**affinité de l'anticorps** est une mesure de la force de liaison entre un épitope unique et un paratope. Elle est fonction de la somme des énergies des interactions non covalentes, opposée à la répulsion naturelle entre les molécules et de l'énergie nécessaire aux modifications structurales permettant la liaison (ajustement induit).

La **valence de l'anticorps** est la mesure du nombre de sites de liaison sur une molécule. Ainsi, l'IgG a 2 sites et l'IgM 10. Le nombre de sites réellement capables de se lier à l'antigène dépend de la configuration de celui-ci.

L'**avidité** de l'anticorps est la mesure de la force totale de liaison antigène / anticorps ; elle dépend de l'affinité des liaisons paratope / épitope et de la valence de l'anticorps. Si plusieurs liaisons se forment, la force de liaison est plus importante. Par conséquent, l'avidité est généralement plus grande que l'affinité.

Réaction croisée. Certains antisérums ne sont pas parfaitement spécifiques pour l'antigène contre lequel on les préparés, mais peuvent se lier à des antigènes proches (cross-réactifs), soit parce qu'ils ont un épitope en commun, soit parce que la configuration générale des molécules est similaire.

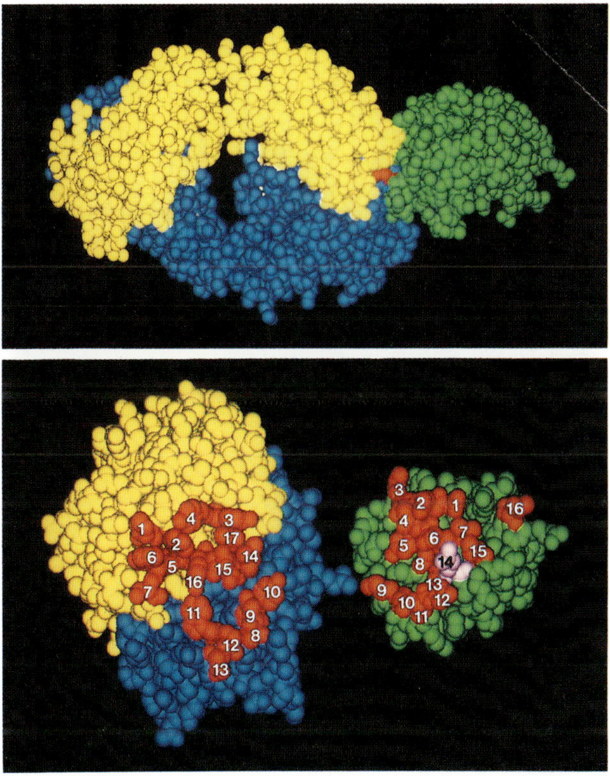

Fig. 2.17 Le complexe Fab-lysozyme. Avec l'aimable autorisation du Dr R.J.Poljak ; *Science* (1986) **233,** 747-753. Copyright 1986 par l'AAAS.

LE RÉCEPTEUR DES CELLULES T POUR L'ANTIGÈNE

Le récepteur des cellules T pour l'antigène (TcR) est constitué d'un hétérodimère (Ti) et d'un certain nombre de polypeptides associés formant le complexe CD3. Le dimère reconnaît l'antigène apprêté en association avec une molécule du CMH, et le complexe CD3 est impliqué dans la transduction du signal et l'activation du lymphocyte T.

TcRαβ (TcR2) et TcRγδ (TcR1). La partie du récepteur responsable de la liaison à l'antigène est codée par 4 loci génétiques différents appelés α, β, γ, δ. Chaque cellule T exprime un récepteur soit de type α/β, soit de type γ/δ. La plus grande partie des thymocytes et des cellules T périphériques ont un récepteur de type α/β. Les cellules portant un TcRγδ représentent une population mineure que l'on trouve dans l'intestin, et à un moindre degré, dans la peau.

Ti est le terme utilisé pour distinguer la partie reconnaissant le complexe antigène/CMH (qui est différente de cellule à cellule), du complexe CD3, monomorphe. Ti est formé de 4 domaines. Les domaines N-terminaux sont variables (V) et constituent le récepteur pour l'antigène/CMH, alors que les domaines proximaux sont constants (C).

Le **complexe CD3**, chez l'Homme, est constitué de 4 chaînes polypeptidiques, toutes transmembranaires. Ce sont les chaînes γ, δ, ε et ζ. Les 3 premières ont une structure proche, de type domaine d'Ig et appartiennent de ce fait à la superfamille des Ig, alors que les chaînes ζ sont différentes et peuvent former des dimères ζ–ζ. Chez la Souris, une cinquième chaîne (η) est présente. C'est probablement un partenaire minoritaire de la chaîne ζ, qui permet la formation de dimères ζ–η. Consécutivement à la liaison du TcR à l'antigène/CMH, les chaînes du complexe CD3 sont phosphorylées, réaction importante dans le contrôle de l'activation des cellules T.

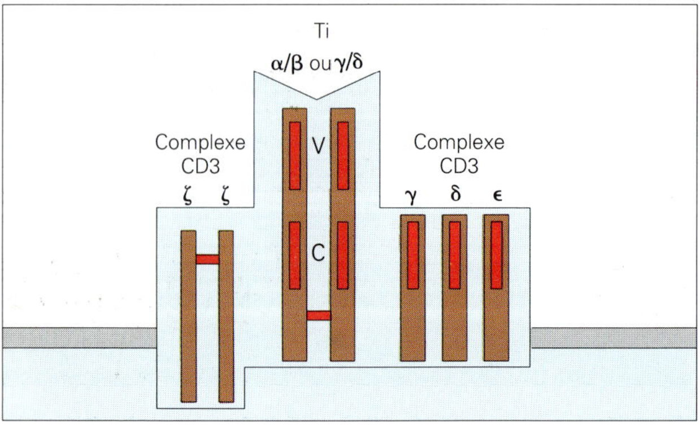

 Fig 2.18 Le récepteur des cellules T.

GÉNÉTIQUE DU RÉCEPTEUR DES CELLULES T

Les gènes codant pour la partie du TcR impliquée dans la liaison à l'antigène/CMH sont analogues aux gènes codant pour les immunoglobulines. Ce sont des segments V, D et J multiples qui se recombinent pendant le développement des cellules T pour produire des gènes VDJ ou VJ fonctionnels (voir pages 29-32). Ces gènes codent pour les domaines variables N-terminaux du TcR. Les loci α et γ ont des segments V et J alors que les loci β et δ ont des segments V, D et J. Le gène V, après recombinaison, est lié aux exons codant pour les domaines C, le segment court analogue à la région charnière (et contenant les ponts disulfures interchaînes), la partie transmembranaire et les segments intracytoplasmiques. L'agencement des loci α et β humains est décrit ci-dessous. Celui des loci α, β et δ de la Souris est tout à fait comparable. Il faut noter que les gènes pour les régions D, J et C de la chaîne β sont organisés en tandem. Chaque locus est distinct à l'exception du groupe de gènes D, J et C de la chaîne δ, qui est situé entre les gènes Vα et Jα. Le processus de recombinaison peut permettre une certaine variabilité : 1) dans la position précise de la liaison du gène V au gène J, 2) dans la possibilité de liaison des segments D dans les 3 phases de lecture, et 3) dans l'addition de la diversité de type N (bases insérées au niveau des jonctions, et qui ne sont pas codées dans la lignée germinale). Théoriquement, l'arrangement des séquences de recombinaison bordant les gènes Dβ et Dγ permet l'assemblage de gènes contenant plus d'une région D (par ex. VDDJ). Contrairement aux gènes d'immunoglobulines, les gènes codant pour le TcR ne sont pas sensibles aux hypermutations somatiques. Malgré tout, la diversité qui peut être générée est au moins aussi importante que pour les Ig. Les gènes codant pour les chaînes γ, δ et ε du complexe CD3 ne sont pas soumis à des réarrangements et sont très proches, situés sur le chromosome 11 chez l'Homme. Tous les gènes CD3 sont nécessaires pour l'expression du TcR. Dans la partie transmembranaire des chaînes du CD3, des résidus chargés semblent essentiels pour l'association avec l'hétérodimère Ti.

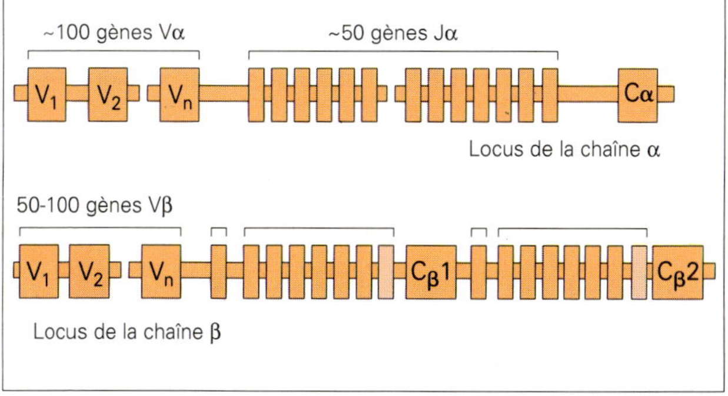

Fig. 2.19 Les loci α et β du récepteur des cellules T.

LES MOLÉCULES DU CMH

Le **complexe majeur d'histocompatibilité (CMH)** est un groupe important de gènes codant entre autres, pour les molécules de classe I et II impliquées dans la présentation de l'antigène aux cellules T. Le complexe a d'abord été identifié comme un locus codant pour les alloantigènes présents à la surface des cellules et impliqués dans les rejets de greffe. On sait maintenant que les molécules du CMH sont essentielles dans la reconnaissance des antigènes provenant de l'intérieur des cellules.

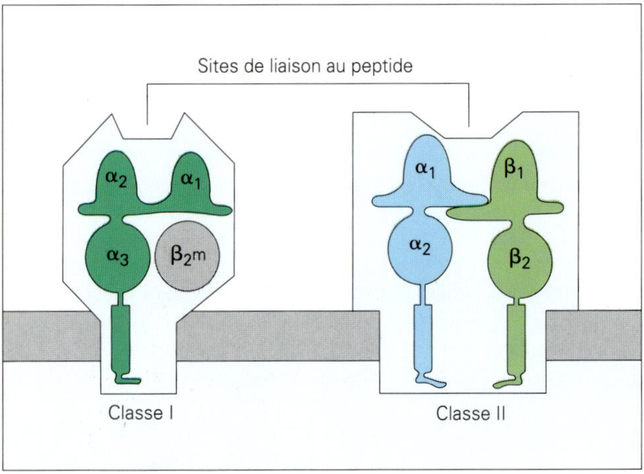

Fig. 2.20 La structure en domaines des molécules du CMH.

Les **molécules du CMH de classe I** sont des protéines membranaires intégrales que l'on trouve sur toutes les cellules nucléées et les plaquettes. Ce sont les antigènes de transplantation classiques. Ces protéines sont constituées d'un polypeptide, codé par des gènes du CMH, qui traverse la membrane plasmique. La partie extra-cellulaire est formée de 3 domaines (α1-α3). Le domaine proximal α3 est associé avec la β2-microglobuline, alors que les domaines N-terminaux forment une cavité ayant une base en feuillets β plissés encadrée par 2 boucles en hélice α. Les résidus orientés vers l'intérieur de la cavité varient entre les différentes molécules des différents haplotypes, permettant ainsi à différents types de peptides antigéniques de se lier. Le domaine α3 possède un site de liaison pour le CD8.

La **β2-microglobuline** est un polypeptide codé par des gènes extérieurs au CMH, qui forme un domaine de type Ig. Elle est nécessaire pour le transport et l'expression des molécules de classe I à la surface cellulaire.

Les **molécules de classe II du CMH (antigènes Ia)** sont exprimées sur les cellules B, les macrophages, les monocytes, les CPA et certaines cellules T. Elles sont constituées de 2 polypeptides associés de façon non covalente (α et β), codés tous les deux par le CMH, qui traversent la membrane plasmique, chacun d'entre eux ayant 2 domaines extracellulaires. On considère que les molécules de classe II ont une structure proche de celle des molécules de classe I, les domaines N-terminaux $\alpha 1$ et $\beta 1$ formant le site de liaison au peptide.

La **chaîne invariante (Ii)** est associée aux molécules de classe II pendant leur biosynthèse. Elle s'en dissocie lorsque ces molécules migrent dans un compartiment endosomal acide. C'est là que les molécules de classe II s'associent aux peptides antigéniques.

Les **molécules de classe III du CMH** sont des protéines diverses, comprenant différents composants du complément et des cytokines.

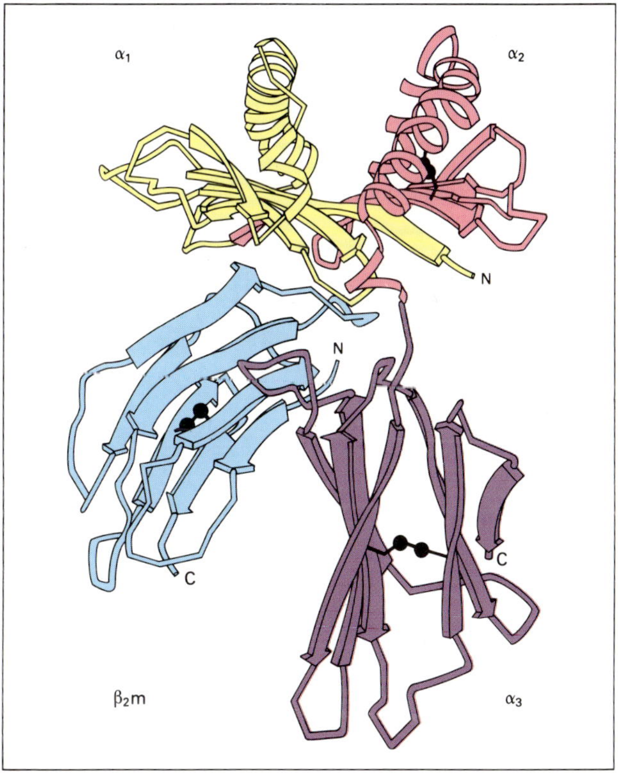

Fig. 2.21 Structure d'une molécule de classe I du CMH.

GÉNÉTIQUE DU CMH

H-2 est le nom du complexe majeur d'histocompatibilité de la Souris localisé sur le chromosome 17. Il est formé de 5 régions principales K, A, E, S et D. Les gènes de chacune de ces régions ayant des fonctions immunologiques sont décrits ci-après. Les pseudogènes sont passés sous silence.

H-2K et H-2D codent pour les molécules de classe I, ou antigènes de transplantation. Le locus K ne comprend qu'un seul gène, alors que le nombre de gènes au locus D varie selon les souches.

H-2A et H-2E (I-A et I-E) codent pour les chaînes α et β des molécules de classe II. Cette région était appelée la région I et était subdivisée en I-A et I-E.

H-2S contient les gènes pour les composants C2, C4 et le facteur B (Bf) du complément, pour les cytokines TNF-α et TNF-β, et pour un certain nombre d'autres enzymes.

Slp ("sex limited protein") est un variant non fonctionnel du C4.

Qa et Tla sont des loci situés en aval du complexe H-2 et qui contiennent plus de 25 gènes de classe IV. Ils peuvent avoir un rôle dans la différenciation au cours de l'hématopoïèse, mais aussi être une source d'ADN au cours du phénomène de conversion génique avec les gènes de classe I.

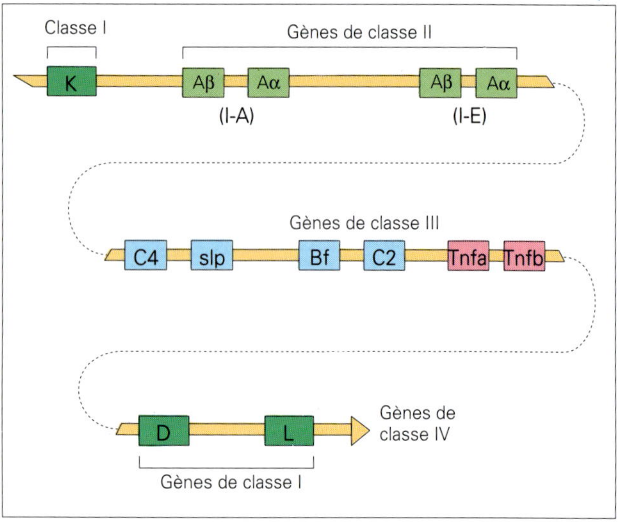

 Fig. 2.22 H-2, le complexe majeur d'histocompatibilité de la Souris.

HLA ("Human Leucocyte Antigen"). Le locus HLA est le complexe majeur d'histocompatibilité chez l'Homme et est divisé en 7 régions principales, DP, DQ, DR, classe III, B, C et A. On pense qu'il existe probablement un certain nombre de gènes de classe IV en aval de la région HLA-A. L'organisation générale est très comparable à celle du complexe H-2 de la Souris.

Les loci **HLA-A, -B et -C** codent pour les molécules de classe I définies sérologiquement par l'utilisation d'anticorps monoclonaux. Les loci A et B présentent un polymorphisme plus important (25 et 33 haplotypes) que le locus C (11 haplotypes).

Les loci **HLA-DP, -DQ et -DR** codent pour les molécules de classe II. A l'origine, les spécificités HLA-D ont été caractérisées par leur capacité à stimuler les cellules allogéniques dans une culture mixte lymphocytaire (MLC, "mixed lymphocyte culture"). A l'heure actuelle, les différentes spécificités sont définies sérologiquement, bien que cette nouvelle nomenclature ne recouvre que partiellement l'ancienne. Les loci DP et DQ codent chacun pour une paire de chaînes α et β, mais aussi pour des pseudogènes. Le locus DR code pour une chaîne α non polymorphe et pour une à 4 chaînes β, selon l'haplotype considéré.

Les **molécules de classe III** sont codées par des loci situés entre ceux de la classe II et ceux de la classe I. On y trouve les gènes codant pour le C2, le facteur B, et des pseudoallèles pour le C4, le C4F et le C4S qui déterminent les groupes sanguins Rogers et Chido respectivement. Les gènes pour le TNF-α, le TNF-β et certaines protéines de choc thermique sont aussi localisés dans cette zone.

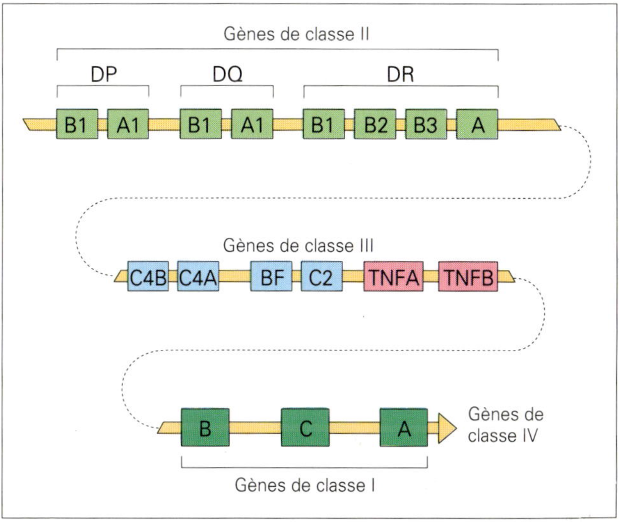

Fig. 2.23 HLA, le complexe majeur d'histocompatibilité de l'Homme.

LA RECONNAISSANCE PAR LES CELLULES T

La restriction au CMH. Les cellules T reconnaissent l'antigène en association avec des molécules du CMH particulières. Par exemple, une cellule T qui reconnaît un antigène associé au H-2K^b ne le reconnaîtra pas s'il est associé avec H-2D^b ou H-2K^k. De telles interactions sont dites restreintes au CMH. Les cellules T qui interagissent avec les molécules du CMH du soi sont sélectionnées dans le thymus, et sont ainsi préparées à répondre à l'antigène présenté par des CPA exprimant ces mêmes molécules. Elles ne répondront donc qu'à cette combinaison antigène/CMH. Expérimentalement, il est toujours possible de déterminer si une interaction implique les molécules du CMH en vérifiant si elle est restreinte au CMH.

La **restriction à la classe I / classe II** caractérise un groupe particulier de cellules T qui reconnaissent l'antigène associé à des molécules du CMH, soit de classe I, soit de classe II. En pratique, les cellules CD8$^+$ sont restreintes à la classe I, alors que les cellules CD4$^+$ sont restreintes à la classe II.

Les marqueurs **CD4 et CD8** sont des molécules aux fonctions analogues exprimées par les cellules T mûres. Les cellules peuvent exprimer soit CD4, soit CD8, mais jamais les 2. Le CD8 est formé de 2 polypeptides membranaires liés par des ponts disulfures, qui peuvent reconnaître un site spécifique sur le domaine $\alpha 3$ des molécules du CMH de classe I à la surface des cellules cibles (voir ci-dessous). Cette interaction contribue à la stabilisation du complexe de reconnaissance immune. Le CD4 est constitué d'une seule chaîne transmembranaire et remplit des fonctions similaires au niveau de l'interaction des cellules T avec les CPA portant des molécules de

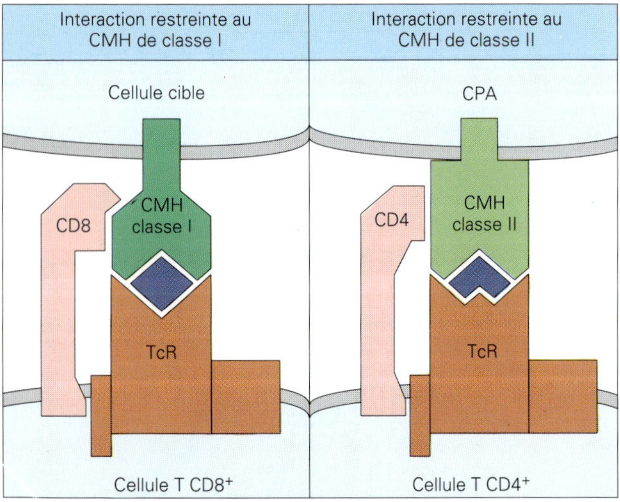

 Fig. 2.24 La reconnaissance par les cellules T.

classe II. Il semble que le CD4 et le CD8 puissent aussi être phosphorylés durant le processus d'activation des cellules T.

Le **CD2** (récepteur pour les globules rouges de mouton) est exprimé sur toutes les cellules T et il est impliqué dans leur activation. C'est un polypeptide transmembranaire unique, faisant fonction de récepteur pour le LFA-3. L'interaction du CD2 avec le LFA-3 renforce la liaison entre la cellule T et sa cible. Les cellules T peuvent être activées par l'agrégation de leurs molécules CD2, mais on pense généralement que la fonction normale du CD2 est d'amplifier le signal d'activation donné par le complexe TcR/CD3. L'activation de la cellule *via* le CD2 provoque la phosphorylation du CD33 et du CD37.

LFA-1, LFA-3 ("lymphocyte functional antigens") sont des molécules de surface qui favorisent la liaison des lymphocytes aux autres cellules. LFA-1 appartient à la famille des intégrines β2 que l'on trouve sur la plupart des leucocytes. Il est formé de 2 polypeptides (CD11a et CD18) qui interagissent avec les molécules d'adhésion ICAM-1 et ICAM-2. L'activation du lymphocyte augmente l'affinité du LFA-1, favorisant ainsi la liaison entre les cellules. Le LFA-2 est le CD2. Le LFA-3, le récepteur pour le CD2, est largement distribué sur de nombreux types cellulaires, et favorise l'activation cellulaire par l'agrégation des CD2.

Le **CD45** ("leucocyte common antigen") est présent sur tous les leucocytes et existe sous 6 formes différentes, résultant de l'utilisation de combinaisons différentes d'exons. Les cellules B expriment la forme de haut poids moléculaire. On pense que cette molécule est impliquée dans les stades précoces de l'activation, par le contrôle de la phosphorylation de molécules telles que le CD4 ou le CD3.

Molécule d'adhésion	Structure	Localisation	Ligands
LFA-1 (CD11a/CD18)	intégrine	leucocytes	ICAM-1, ICAM-2
ICAM-1 (CD54)	superfamille des Ig (5 domaines)	cellules T activées, endothélium vasculaire	LFA-1
CD2 (LFA-2)	superfamille des Ig (2 domaines)	cellules T	LFA-3
LFA-3 (CD58)	superfamille des Ig (2 domaines) Il existe 2 formes qui diffèrent par leur ancrage membranaire	distribution très large incluant l'épithélium thymique, l'endothélium, les lymphocytes	CD2

Fig.2.25 Les molécules accessoires.

Les réponses immunitaires 3

IMMUNITÉ NATURELLE ET IMMUNITÉ ADAPTATIVE

La réponse immunitaire résulte de l'activité d'un certain nombre de cellules et de facteurs solubles qui peuvent être grossièrement regroupés selon qu'ils interviennent dans la réponse adaptative (acquise) ou naturelle (innée).

L'**immunité adaptative (acquise)** est spécifique de l'agent qui l'a induite, et se caractérise par une augmentation de la réponse à chaque rencontre avec cet agent. Ainsi les caractéristiques majeures de la réponse immune adaptative sont la *mémoire* et la *spécificité*.

L'**immunité naturelle (innée)** est le fait de mécanismes effecteurs divers qui ne sont ni spécifiques d'un agent infectieux particulier, ni plus efficaces après de multiples rencontres avec le même agent. En pratique, il existe de nombreux recouvrements entre ces 2 types d'immunités, puisque le système immunitaire adaptatif peut contrôler certains éléments du système inné, tels que les phagocytes ou le système du complément. Les éléments essentiels du système immunitaire inné sont décrits ci-après.

Le **système du complément** est un groupe de molécules du sérum impliquées dans le contrôle de l'inflammation, dans l'élimination des complexes immuns et dans la lyse des pathogènes ou des cellules reconnues par les anticorps.

Les **protéines de la phase aiguë** sont des molécules sériques dont la concentration augmente rapidement au moment de l'infection. La plus connue est la protéine C-réactive (CRP) qui se lie au polyoside de type C de *Streptococcus pneumoniae* et facilite ainsi sa capture par les phagocytes.

	Immunité naturelle	Immunité spécifique (adaptative)
	la résistance n'augmente pas après réinfection	la résistance augmente après réinfection
Facteurs solubles	lysozyme, complément, protéines de la phase aiguë (par ex. CRP, IFN)	anticorps
Cellules	phagocytes, cellules NK	lymphocytes T

Fig.3.1 Immunité naturelle et immunité spécifique.

Les **interférons (IFN)** sont des molécules qui limitent l'extension des infections virales. Trois types coexistent, l'IFN-α et l'IFN-β produits par les leucocytes et les fibroblastes et l'IFN-γ produit par les cellules T activées. Les interférons produits par les cellules activées ou par les cellules infectées par un virus se lient aux récepteurs des cellules voisines, les induisant ainsi à fabriquer des protéines anti-virales. Les IFN-α et IFN–β se lient à un type de récepteur, alors que l'IFN-γ en reconnaît un autre. L'IFN-γ présente un certain nombre d'autres activités immunomodulatrices.

Les **protéines anti-virales** sont des molécules induites par les IFN, qui limitent la replication virale. La plupart sont produites sous une forme inactive, et ne seront activées qu'après un contact avec le virus ou l'un de ses produits, tels que l'ARN double brin. Certaines de ces protéines, activées par l'entrée du virus, bloquent l'initiation de la synthèse protéique, alors que d'autres provoquent la dégradation de l'ARNm.

L'**immunité à médiation cellulaire et l'immunité humorale** sont les 2 concepts traditionnellement utilisés pour décrire les différents mécanismes employés par le système immunitaire. Les anticorps, le complément et les autres molécules solubles constituent les systèmes effecteurs humoraux alors que les cellules T, les cellules NK et les phagocytes sont les effecteurs cellulaires. Avec les progrès réalisés dans la connaissance des mécanismes de reconnaissance, il est plus juste de penser en termes de systèmes, aptes à reconnaître soit les antigènes libres, soit les antigènes associés aux cellules. Par exemple, les cellules T cytotoxiques peuvent reconnaître les antigènes provenant de l'intérieur de la cellule et présentés à la surface cellulaire, alors que les anticorps sont particulièrement importants dans la reconnaissance des antigènes libres, extracellulaires.

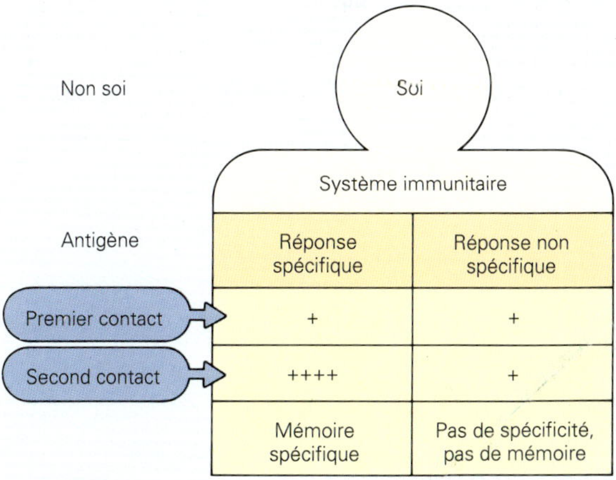

Fig. 3.2 Les réponses immunitaires primaire et secondaire.

LA PHAGOCYTOSE

La **phagocytose** est le processus par lequel les cellules internalisent les particules et les microorganismes. Dans une première phase, les particules adhèrent à la membrane de la cellule, soit par des récepteurs non spécifiques, tels que les récepteurs de type lectine qui reconnaissent les polyosides bactériens, soit par des récepteurs pour les opsonines que sont les IgG ou le C3b. Puis la cellule développe des pseudopodes autour de la particule afin de l'internaliser. Les mécanismes anti-bactériens dépendants de l'oxygène sont activés et les lysosomes fusionnent avec le phagosome. Les enzymes lysosomiales dégradent et digèrent la particule phagocytée et les produits de la digestion sont excrétés.

La **pinocytose** est le processus par lequel les cellules ingèrent de petits volumes de liquide extracellulaire.

L'**endocytose** est le terme actuellement utilisé pour désigner toute internalisation par les mécanismes de phagocytose ou de pinocytose.

L'**opsonisation** est l'association de molécules à des particules, des microorganismes ou des complexes immuns, leur permettant de se lier à des récepteurs spécifiques à la surface des phagocytes, et favorisant ainsi leur capture.

Les **opsonines** sont des molécules qui se lient d'un côté aux particules à phagocyter et de l'autre côté aux récepteurs des cellules phagocytaires,

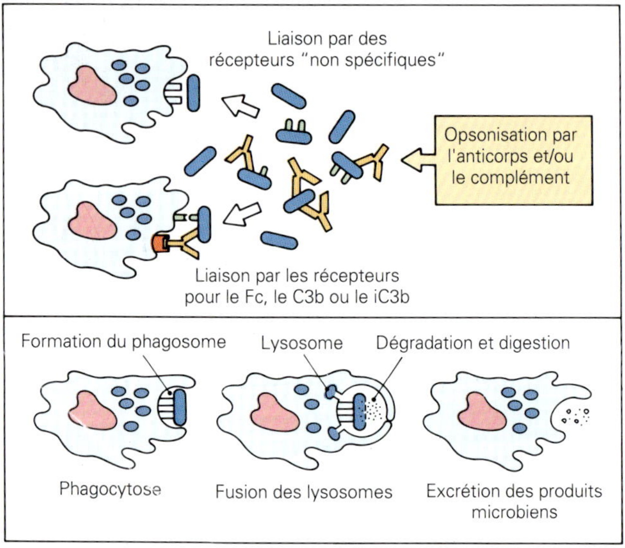

 Fig. 3.3 Les étapes de la phagocytose.

réalisant ainsi un pont entre les deux. On trouve dans ce groupe les IgG, le C3b ou la protéine C-réactive.

L'**adhérence immune** décrit la liaison des particules opsonisées aux phagocytes, *via* les IgG ou les produits du C3 se liant aux récepteurs pour le Fc ou pour le complément (voir pages 53 & 54).

La **phagocytose frustrée** est provoquée par la liaison des cellules phagocytaires à un élément qui ne peut pas être phagocyté (par ex. la membrane basale). Les cellules vont alors libérer leurs enzymes lysosomiales à l'extérieur (exocytose). Ce phénomène pourrait expliquer certaines des lésions observées dans les maladies à complexes immuns.

Les **phagosomes** sont des vésicules intracellulaires qui contiennent des éléments phagocytés.

La **bactéricidie dépendante de l'oxygène** se déroule dans les phagosomes et est activée par l'agrégation des récepteurs du C3 ou du Fc. Une enzyme de la membrane du phagosome réduit l'oxygène en ion superoxyde (O_2^-) qui peut alors donner naissance aux radicaux hydroxyles (OH·), à l'oxygène singulet (O·) et au peroxyde d'hydrogène (H_2O_2).

Les **intermédiaires réactifs dérivés de l'oxygène** (ROIs, "reactive oxygen intermediates") sont les produits labiles impliqués dans la bactéricidie dépendante de l'oxygène (voir ci-dessus) et qui peuvent endommager les bactéries endocytées. Les cellules (pour leur propre survie) mais aussi

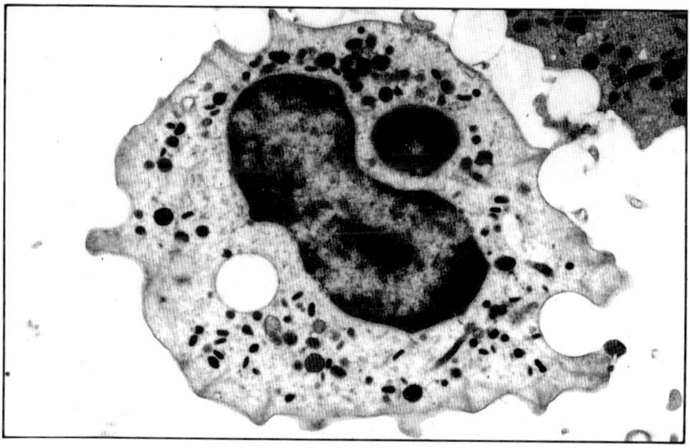

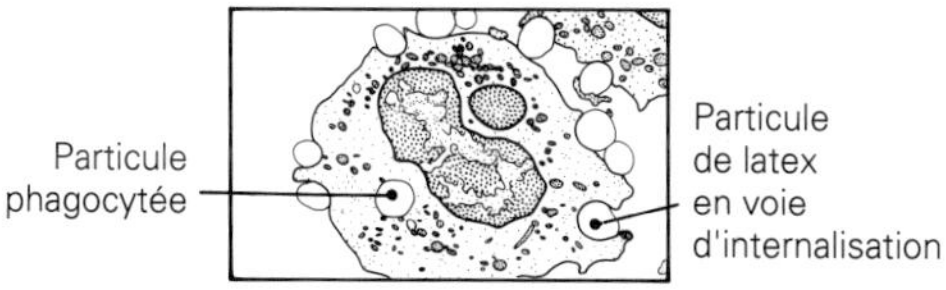

Fig. 3.4 Phagocytose des billes de latex par un macrophage.

certaines bactéries, inhibent l'activité de tels réactifs par des réactions d'oxydo-réduction impliquant le glutathion.

La **peroxydase** des lysosomes peut pénétrer dans le phagosome où, en présence d'H_2O_2, elle peut convertir des halogénures en composés toxiques (tels que l'acide hypochloreux). La peroxydase ou la catalase endocytées peuvent aussi réaliser cette réaction.

La **poussée respiratoire** ("respiratory burst", ou activation métabolique oxydative). Immédiatement après la phagocytose, les neutrophiles et les macrophages entrent dans une phase d'hyperactivité, au cours de laquelle ils augmentent leur consommation d'oxygène. Ce phénomène est associé à une augmentation de l'activité de la voie des hexoses monophosphates et de la production de H_2O_2 et de $O_2^{\cdot}$.

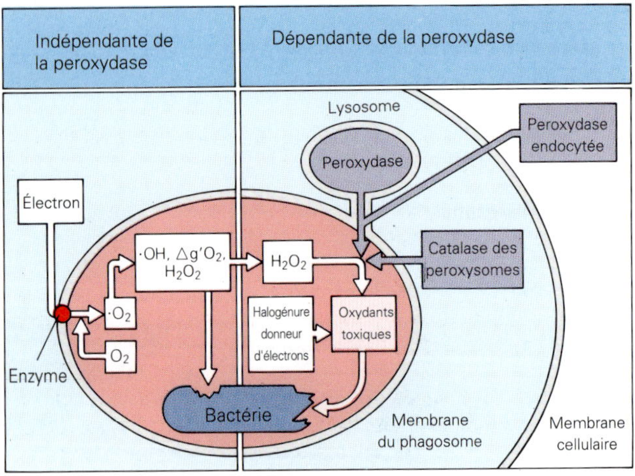

Fig. 3.5 La microbicidie dépendante de l'oxygène.

La **chimioluminescence** est la production de lumière au cours de réactions chimiques. Ce phénomène se produit durant la poussée respiratoire.

Les **lysosomes** sont des organites que l'on trouve dans toutes les cellules. Il contiennent des enzymes qui, dans les macrophages, dégradent et digèrent ce qui est phagocyté. Les lysosomes nouvellement formés sont appelés 'primaires' par opposition aux lysosomes matures qui sont 'secondaires'.

Les **phagolysosomes** sont formés par la fusion des phagosomes et des lysosomes. Suivant immédiatement la fusion, on observe une brève augmentation du pH du phagolysosome qui va activer les protéases neutres et les protéines cationiques. Par la suite, le pH retombe et les protéases acides sont fonctionnelles.

Les **granules** sont des lysosomes spécialisés des granulocytes qui contiennent une grande variété de protéines bactéricides. Chaque type de granule contient un ensemble particulier de protéines. Par exemple, la myéloperoxydase des neutrophiles est localisée dans les granules primaires (azurophiles) alors que la lactoferrine se trouve dans les granules secondaires (spécifiques des neutrophiles).

Les contenus des granules et des lysosomes sont les suivants :

Le **lysozyme** (muraminidase) est une enzyme qui découpe une liaison du peptidoglycane de la paroi de certaines bactéries Gram+. Il est produit de façon constitutive par les neutrophiles et certains macrophages. Il est présent dans la plupart des sécrétions.

Les **protéines cationiques**, que l'on trouve dans les granules des neutrophiles et de certains macrophages, attaquent la bicouche lipidique externe de certaines bactéries Gram- en milieu alcalin. Cette activité est le fait d'un certain nombre de molécules dont certaines (par ex. la cathepsine G) présentent une activité enzymatique.

Les **protéases acides**, actives à pH acide, comprennent les glycosidases, les nucléases, les lipases et la phosphatase acide.

Les **protéases neutres**, actives autour de pH7, comprennent la collagénase, l'élastase et certaines cathepsines.

La **lactoferrine** des granules des neutrophiles se lie très fortement au fer, privant ainsi les bactéries de cet élément essentiel à leur survie. Les neutrophiles dont la lactoferrine est saturée de fer, sont inefficaces dans la destruction des bactéries.

L'**activation du macrophage** décrit l'augmentation de l'activité anti-microbienne (ou anti-tumorale) provoquée par les lymphokines, les fragments du complément, etc... Les cellules activées sécrètent de plus grandes quantités d'enzymes, produisent plus d'anion superoxyde et expriment davantage de récepteurs pour le Fc ou pour le C3b.

Le **syndrome de Chediak-Higashi** est associé à une déficience dans la réponse des phagocytes aux facteurs chimiotactiques ainsi que dans leur capacité à tuer les bactéries phagocytées. Ce phénomène semble lié à un défaut du cytosquelette.

La **granulomatose chronique** est une affection héréditaire dans laquelle la bactéricidie dépendante de l'oxygène est affectée. Les cellules mononucléées s'accumulent dans les sites inflammatoires et provoquent la formation de granulomes.

Le **syndrome de la déficience de l'adhésion leucocytaire** (Lad, "leucocyte adhesion deficiency") est caractérisé par une diminution de la localisation des neutrophiles dans les tissus et une phagocytose altérée. Ce syndrome est dû à une absence de production de CD18, la chaîne β commune au LFA-1 et aux récepteurs pour le complément CR3 et CR4.

LES RÉCEPTEURS POUR LE COMPLÉMENT

Il existe 4 types différents de récepteurs pour le C3 activé (CR1 à CR4). Trois d'entre eux peuvent faire fonction de récepteurs pour les complexes immuns à la surface des cellules de la lignée des phagocytes mononucléés.

Le **CR1 (CD35)** est une protéine transmembranaire constituée d'une seule chaîne polypeptidique. A la surface des cellules phagocytaires, le CR1 a une fonction de récepteur pour les complexes immuns. Il peut aussi faciliter la dégradation du C3b lorsqu'il lui est associé. Il est présent à la surface des érythrocytes chez l'Homme, où il participe au transport des complexes immuns vers les phagocytes dans la rate et le foie. On le trouve aussi sur certains lymphocytes, mais sa fonction est incertaine.

Le **CR2 (CD21)** a une structure proche de celle du CR1. Il est exprimé seulement sur les cellules B et les cellules dendritiques folliculaires. On considère qu'il est impliqué dans la localisation des complexes immuns dans les centres germinatifs et dans le développement des lymphocytes B à mémoire.

Le **CR3 (CD11b/CD18)** est un membre de la famille des intégrines, molécules formées d'une chaîne α et d'une chaîne β. Il est exprimé sur les phagocytes mononucléés, les neutrophiles et les cellules NK, toutes cellules où il facilite la liaison des complexes immuns à C3d. Il peut aussi être impliqué dans la migration des leucocytes dans les tissus.

Le **CR4 (CD11c/CD18)**, aussi appelé p150,95, est une intégrine qui a la même chaîne β que le CR3, et des fonctions similaires. Il est fortement exprimé sur les macrophages infiltrant les tissus.

Le **récepteur pour le C1q (C1qR)** est seulement partiellement caractérisé, mais il semble être impliqué dans l'adsorption des complexes immuns opsonisés par C1q.

Récepteur	Spécificité	Localisation	Fonction
CR1	C3b, C4b	* érythrocytes * lymphocytes * phagocytes	* transport des complexes * ? * capture des complexes
CR2	iC3b, C3d	* cellules B * cellules dendritiques folliculaires	* développement des cellules B à mémoire
CR3	iC3b	* phagocytes * LGL	* capture des complexes * cytotoxicité
CR4	iC3b	* phagocytes * LGL	* capture des complexes * cytotoxicité

 Fig. 3.6 Les récepteurs pour le C3 activé.

LES RÉCEPTEURS POUR LE Fc

Il existe 3 récepteurs pour les IgG bien caractérisés appelés FcγRI, II, III. Sur les cellules phagocytaires, ils facilitent la capture des complexes immuns. Ils peuvent aussi permettre aux cellules cytotoxiques d'interagir avec leurs cibles sensibilisées par des anticorps. Sur certaines sous-populations lymphocytaires, on trouve des récepteurs pour différentes classes d'anticorps, probablement impliqués dans le contrôle de la production des différents isotypes d'immunoglobulines. De plus, 2 récepteurs pour les IgE ont été décrits, le FcεRI jouant un rôle dans le contrôle de la sécrétion des médiateurs de l'inflammation, et le FcεRII, doué d'une activité immunorégulatrice.

Le **FcγRI (CD64)** est un récepteur à haute affinité pour les IgG, pouvant se lier aux immunoglobulines monomériques. C'est un marqueur des phagocytes mononucléés, mais on peut le détecter sur les neutrophiles activés. On pense qu'il intervient dans la capture des complexes immuns.

Le **FcγRII (CD32)** est un récepteur de faible affinité exprimé par les phagocytes mononucléés, les neutrophiles, les éosinophiles, les plaquettes et les cellules B. Dans les cellules phagocytaires, il semble favoriser la phagocytose des complexes de grandes dimensions alors que dans les cellules B, il est impliqué, pense-t-on, dans la régulation de la production des anticorps. En effet, le pontage des anticorps membranaires et des récepteurs Fc à la surface des cellules B conduit à leur régulation négative. L'activation des plaquettes par les complexes immuns liés à leurs récepteurs Fc peut provoquer leur dégranulation et la libération de médiateurs de l'inflammation.

Le **FcγRIII (CD16)** est un récepteur de faible affinité qui existe sous 2 formes. Chez l'Homme, sur les LGL et les macrophages, c'est une glycoprotéine transmembranaire (CD16-A) qui peut lier les cellules à leurs cibles sensibilisées par des anticorps. L'engagement de ce récepteur provoque leur activation. Sur les neutrophiles, c'est un récepteur ancré dans la membrane par un pont glycosyl-phosphatidyl inositol. Il peut lier les complexes immuns, mais ne peut induire l'activation cellulaire.

Le **FcεRI** est un récepteur de haute affinité pour les IgE exprimé par les mastocytes et les basophiles. Ces cellules se lient aux IgE monomériques qui ainsi les sensibilisent. Quand l'antigène spécifique agrège ces récepteurs à la surface des cellules, il provoque la dégranulation, la libération d'histamine et d'autres médiateurs de l'inflammation.

Le **FcεRII (CD23)** est un récepteur de faible affinité exprimé sur les cellules B et dont on pense qu'il peut avoir une fonction immunorégulatrice. Une forme soluble de ce récepteur peut transmettre des signaux entre lymphocytes. Il est aussi présent à la surface des éosinophiles, leur permettant de reconnaître des parasites (par ex. les schistosomes) couverts d'IgE.

LA CYTOTOXICITÉ

La cytotoxicité est le terme général qui désigne les différents moyens employés par les lymphocytes, les phagocytes mononucléés et les granulocytes pour tuer les cellules cibles. Ce type d'interaction est important puisqu'il permet de détruire les cellules infectées par des virus, ou par des microorganismes intracellulaires qu'elles sont incapables d'éliminer par elles-mêmes.

La **cytotoxicité dépendante des cellules T** implique la reconnaissance de fragments antigéniques associés avec les molécules de classe I (habituellement) du CMH à la surface des cellules cibles. Cette cytotoxicité est le fait des cellules Tc ($CD8^+$). La cellule tueuse déplace ses granules vers la cible et libère leur contenu, comprenant la perforine et les granzymes, au site de liaison entre les cibles. La cellule cible meurt par apoptose.

La **perforine** est une molécule homologue au composant C9 du complément qui se polymérise dans la membrane de la cellule cible, formant ainsi un canal.

Les **granzymes** sont des sérine-estérases des granules des cellules T cytotoxiques, pouvant entraîner des dommages aux cellules cibles.

L'**apoptose** est une forme de mort cellulaire programmée, au cours de laquelle la cellule fragmente son ADN.

La **cytotoxicité cellulaire dépendante des anticorps** (**ADCC**, "antibody-dependant cell-mediated cytotoxicity") nécessite la reconnaissance par les cellules tueuses d'anticorps spécifiques à la surface des cellules cibles. Elle peut être réalisée par les LGL, les macrophages ou les granulocytes, *via* leur récepteurs Fcγ. Le mécanisme de la cytotoxicité dépend du type de cellule

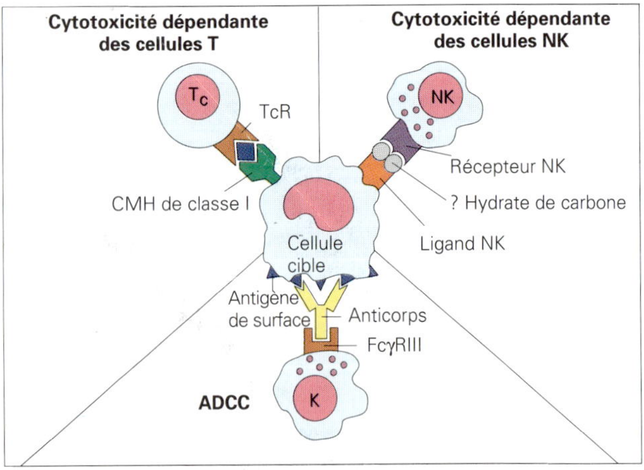

 Fig 3.7 Les différents mécanismes de la cytotoxicité.

effectrice : les macrophages libèrent des enzymes et des intermédiaires réactifs dérivés de l'oxygène, alors que les LGL utilisent les perforines ou des cytokines.

La **cytotoxicité dépendante des cellules NK** est le fait des grands lymphocytes à granules qui entrent en contact avec leurs cibles *via* un récepteur particulier, partiellement défini, sans rapport avec le TcR. Il semble que le ligand reconnu sur la cellule cible soit un hydrate de carbone, et on pense que le mécanisme de cytotoxicité est analogue à celui qui est utilisé par les CTL.

La **cytotoxicité dépendante des éosinophiles**. Les éosinophiles ont une capacité de phagocytose assez réduite et sont moins efficaces que les neutrophiles et les macrophages dans la destruction des pathogènes endocytés. Cependant, ils peuvent provoquer l'exocytose de leurs granules, libérant ainsi des facteurs beaucoup plus efficaces dans la destruction de certains parasites particulièrement grands. Les granules contiennent des phosphatases, de l'aryl-sulfatase, de l'histaminase, ainsi que les molécules décrites ci-dessous.

La **protéine basique majeure** (**MBP,** "major basic protein") est une protéine très cationique formant la majeure partie du cristalloïde central des granules éosinophiles. Elle est solubilisée avant sa sécrétion et est cytotoxique pour les parasites.

La **protéine cationique de l'éosinophile** (**ECP**, "eosinophil cationic protein") est une ribonucléase très basique, contenant du zinc. Elle se lie très efficacement aux surfaces chargées négativement et est particulièrement efficace dans l'attaque du tégument des schistosomes.

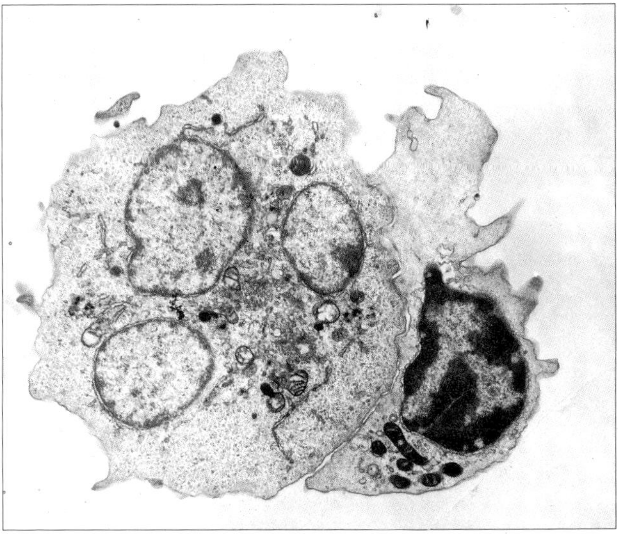

Fig 3.8 Vue au microscope électronique d'une cellule K (à droite) attaquant une cellule cible (à gauche). x2500. Document de Mr P. Penfold.

LA RÉPONSE ANTICORPS

A la suite de l'injection d'un antigène, la réponse anticorps qui se développe peut être divisée en 4 phases : une phase de latence au cours de laquelle on ne détecte pas d'anticorps, suivie par une phase de croissance exponentielle de la concentration en anticorps, puis un plateau et enfin une décroissance, au cours de laquelle les anticorps sont catabolisés ou éliminés dans les complexes immuns.

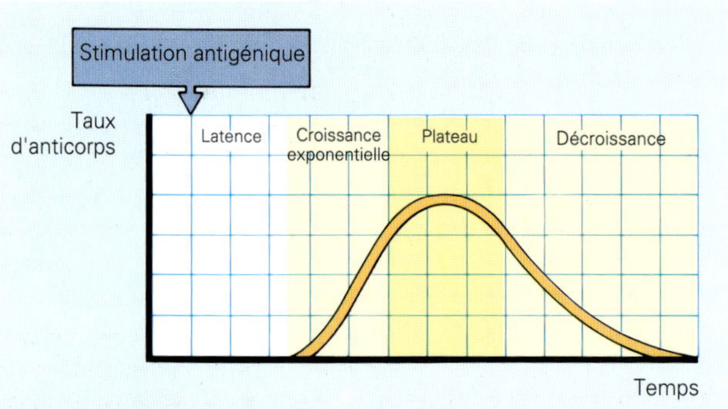

Fig 3.9 Graphique décrivant les 4 phases de la réponse anticorps primaire.

Les réponses anticorps primaires et secondaires. La réponse anticorps mesurable après la seconde rencontre avec l'antigène (secondaire) est différente de la réponse qui suit le premier contact (primaire). La phase de latence de la réponse primaire est plus longue, la concentration en anticorps au plateau est moins importante et décroît plus rapidement que lors d'une réponse secondaire. Les IgM sont les Ig prédominantes de la réponse primaire et sont produites avant les IgG. Ce dernier isotype est le plus représenté lors de la réponse secondaire. Durant leur développement, certaines cellules B subissent une commutation de classe depuis les IgM vers les autres classes. Ce phénomène est à la base du changement d'isotype que l'on observe dans la réponse secondaire. Les différences entre les réponses primaires et secondaires sont plus importantes si l'antigène est thymodépendant. Le mode d'administration de l'antigène et la façon dont il est présenté aux cellules T et B influent sur le développement de la réponse et la classe d'anticorps produite.

La **stimulation** ("prime", "challenge") est le terme utilisé pour décrire l'administration de l'antigène *in vivo* ou *in vitro*. La première administration de l'antigène est l'immunisation primaire ; elle peut être insuffisante pour induire une réponse mesurable, mais peut générer une mémoire, détectable par une réponse secondaire plus importante. Le mot immunisation est employé pour décrire n'importe quelle procédure induisant une réponse immune.

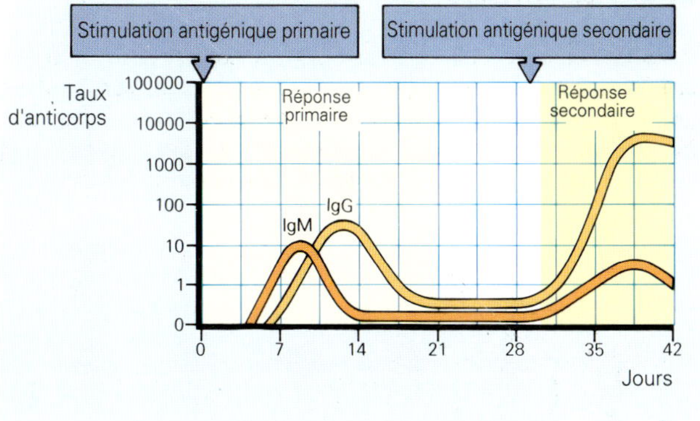

Fig. 3.10 Les réponses anticorps primaire et secondaire.

La **maturation de l'affinité** décrit le fait que l'affinité moyenne des anticorps induits est plus élevée lors d'une réponse secondaire. L'effet est restreint aux IgG et il est plus marqué lorsque la dose injectée lors de la seconde immunisation est faible. L'antigène en concentration faible se lie préférentiellement aux clones de cellules B à haute affinité et les active (il n'y a pas suffisamment d'antigène pour activer les clones présentant une affinité faible). Au niveau cellulaire, le changement dans l'affinité des clones de cellules B est causé par les hypermutations somatiques affectant les gènes d'Ig. Ce phénomène accompagne, sans en être dépendant, la commutation de classe. Il n'intervient pas dans la réponse aux antigènes thymo-indépendants, réponse dans laquelle prédominent les IgM. C'est pourquoi on pense que ce mécanisme est sous le contrôle des cellules T.

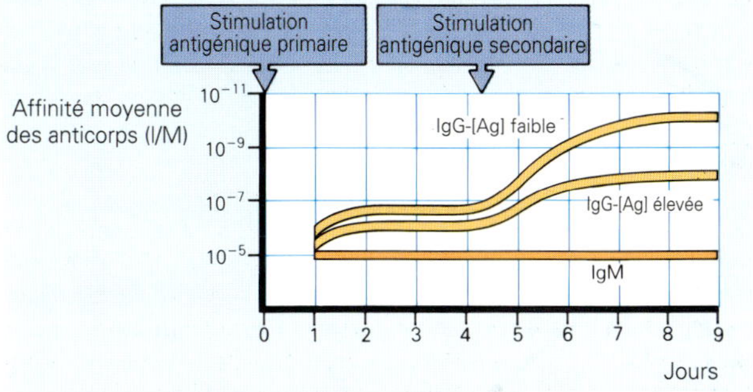

Fig. 3.11 La maturation de l'affinité.

LA COOPÉRATION CELLULAIRE DANS LA RÉPONSE IMMUNE

Le concept de coopération entre les cellules impliquées dans la réponse immunitaire recouvre différentes réalités. Les phagocytes et les CPA peuvent capter l'antigène dans la périphérie et le transporter jusqu'aux tissus lymphoïdes secondaires (rate, ganglions, etc...). Les CPA et les cellules B peuvent internaliser l'antigène, l'apprêter et le présenter en association avec les molécules de classe II du CMH aux cellules Th ($CD4^+$). Les cytokines produites par les cellules T activées peuvent stimuler la croissance et la différenciation des cellules B en plasmocytes. D'autres cytokines peuvent aussi activer les cellules Tc, les CPA et les phagocytes mononucléés. Les anticorps produits par les cellules B peuvent se lier aux récepteurs spécifiques des phagocytes, facilitant ainsi la capture de l'antigène. Les anticorps de la classe IgG permettent aux LGL (cellules K) de reconnaître leurs cibles cellulaires, et les anticorps de la classe IgE peuvent sensibiliser les mastocytes et les basophiles pour qu'ils libèrent leurs médiateurs lors de la rencontre avec l'antigène. Les cytokines et les anticorps sont des médiateurs solubles de la coopération, mais les cellules peuvent aussi interagir directement entre elles. La plus importante de ces interactions est celle qui implique les molécules du CMH complexées aux peptides antigéniques en contact direct avec le récepteur des cellules T pour l'antigène. Mais d'autres interactions, par exemple CD2/LFA-3 ou ICAM-1/LFA-1 sont elles aussi essentielles à la coopération cellulaire.

L'**apprêtement de l'antigène**. Les antigènes doivent le plus souvent être apprêtés pour pouvoir être reconnus par les lymphocytes (particulièrement les cellules T). Ce processus implique une dégradation au moins partielle de l'antigène. Celle-ci se produit dans les phagolysosomes des phagocytes mononucléés, ou à la surface des CPA spécialisées telles que les cellules dendritiques.

La **présentation de l'antigène** est le processus au cours duquel l'antigène est présenté aux lymphocytes sous une forme reconnaissable. La plupart des cellules Th ($CD4^+$) reconnaissent l'antigène présenté par les molécules de classe II du CMH alors que les cellules Tc ($CD8^+$) le reconnaissent seulement sur les molécules de classe I. Le mécanisme d'apprêtement de l'antigène et le type de molécule auquel il est associé déterminent la nature des cellules T qui vont le reconnaître, l'immunogénicité ou la tolérogénicité de cet antigène et modulent le type de réponse immune qui sera généré.

La **costimulation**. La plupart des réponses immunes sont initiées par un antigène agissant directement sur les cellules B ou T. Cependant, l'activation cellulaire requiert d'autres signaux qui peuvent être délivrés par d'autres molécules de surface que les récepteurs pour l'antigène (par ex. les molécules d'adhésion) ou par des cytokines. Ceci est parfois appelé l'hypothèse des 2 signaux, selon laquelle l'antigène apporte le premier signal et les autres interactions fournissent le second. Les cellules qui ne sont soumises qu'au premier signal sont anergisées (tolérantes) vis-à-vis de l'antigène pour lequel elles sont spécifiques.

Les **cytokines (lymphokines)** sont un groupe de molécules produites par les leucocytes et qui sont impliquées dans la transmission des signaux entre les cellules du système immunitaire. Elles se nomment interleukines, interférons, facteurs nécrosant les tumeurs (TNF) et facteurs stimulant les colonies (CSF). Le nom de 'lymphokine' est normalement réservé aux cytokines produites par les lymphocytes.

L'**effet auxiliaire des cellules T** décrit les interactions coopératives impliquant les cellules Th, particulièrement pour ce qui concerne la production des anticorps. La réponse anticorps aux antigènes thymodépendants requiert la coopération entre les cellules T et les cellules B. Les cellules B reconnaissent l'antigène *via* leur Ig de surface, l'internalisent et l'apprêtent pour le présenter en association avec les molécules de classe II du CMH aux cellules Th. Les cellules T délivrent alors leur signal de costimulation aux cellules B, sous la forme de cytokines telles que l'IL-4, l'IL-5 et l'IL-6, qui déclenchent la prolifération et la différenciation des lymphocytes B.

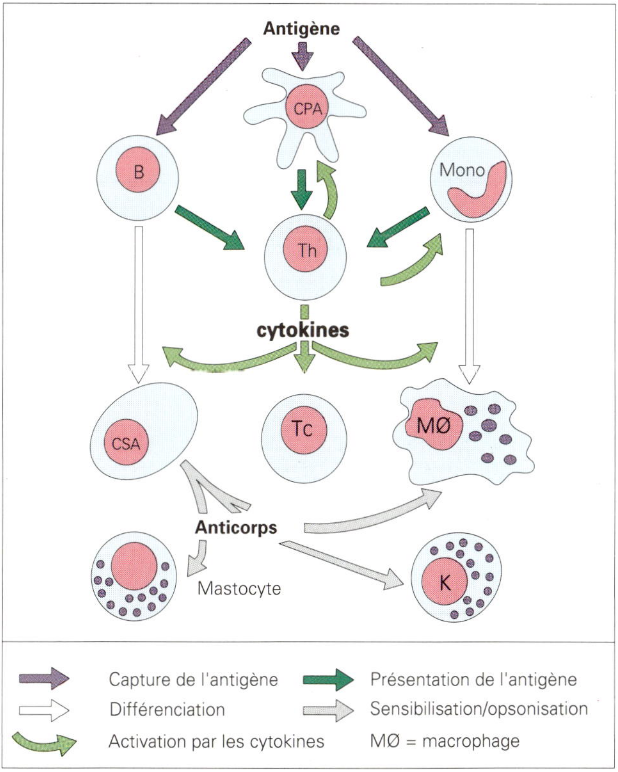

Fig. 3.12 La coopération cellulaire dans la réponse immune.

LA PRÉSENTATION DE L'ANTIGÈNE

Les antigènes sont traités par les cellules spécialisées (cellules présentant l'antigène) selon différents modes. Les cellules B utilisent leurs anticorps de surface pour lier et internaliser l'antigène spécifique. Il est alors partiellement dégradé (apprêté) et ré-exprimé à la surface de la cellule, en association avec les molécules de classe II du CMH, afin d'y être reconnu par les cellules T. En théorie, les cellules B peuvent endocyter et présenter n'importe quel antigène. En pratique, elles ne présentent en quantité suffisante que l'antigène pour lequel elles sont spécifiques. Les phagocytes mononucléés utilisent leurs récepteurs Fc ou leurs récepteurs pour le C3 pour endocyter les particules opsonisées, avant de les dégrader dans leurs phagolysosomes. Cette voie de dégradation croise la voie de synthèse intracellulaire des molécules du CMH, ce qui permet le transfert des fragments de l'antigène dans les molécules du CMH. Le traitement de l'antigène par les cellules dendritiques est moins bien connu : elles peuvent endocyter et dégrader suffisamment d'antigène elles-mêmes, mais elles peuvent aussi recapter des fragments antigéniques dégradés par d'autres cellules ou même réaliser une protéolyse partielle des antigènes à la surface cellulaire.

L'**effet auxiliaire intermoléculaire** est dû au fait que les cellules B peuvent capter des particules portant plusieurs antigènes différents (un virus par ex.). Elles peuvent alors apprêter l'ensemble des antigènes et les présenter aux cellules T. Ces cellules B vont donc recevoir une aide de lymphocytes T spécifiques de déterminants qu'elles-mêmes ne reconnaissent pas. Par exemple, une cellule B spécifique de l'hémagglutinine du virus de la grippe peut internaliser le virus et le présenter aux cellules T spécifiques de la neuraminidase.

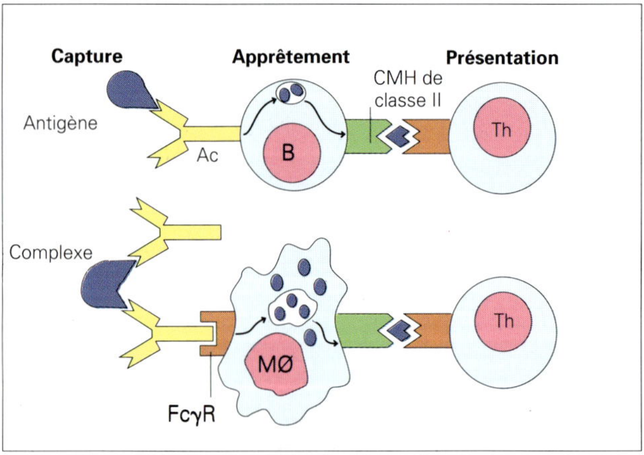

Fig. 3.13 Mécanismes de l'apprêtement et de la présentation de l'antigène par les CPA.

L'**apprêtement de l'antigène** est le travail de la cellule qui dégrade l'antigène et l'associe aux molécules du CMH. Le blocage des voies de dégradation empêche les cellules de présenter la plupart des antigènes. Les différents types cellulaires ont des capacités différentes de dégradation des antigènes et par voie de conséquence de stimulation des cellules T. Il semble qu'il y ait deux voies d'apprêtement différentes, sélectionnées par les molécules de classe I ou de classe II du CMH.

Les **voies de migration des molécules de classe I ou II**. Les antigènes synthétisés dans la cellule, tels que les polypeptides viraux, s'associent préférentiellement aux molécules de classe I du CMH. Ce phénomène prend place au cours de la synthèse des molécules de classe I. La liaison avec le peptide antigénique stabilise la chaîne α dans son association avec la β2-microglobuline. Après leur synthèse, ces molécules de classe I migrent depuis l'appareil de Golgi jusqu'à la membrane cellulaire où elles peuvent présenter tout antigène qui leur est associé aux cellules Tc ($CD8^+$). A l'opposé, les antigènes endocytés par la cellule, tels que les complexes immuns, s'associent plutôt aux molécules de classe II. On considère que la chaîne invariante li, présente seulement sur les molécules néoformées, est échangée avec le peptide antigénique dans un endosome, avant que les molécules de classe II, ainsi chargées, ne soit transportées à la surface de la cellule.

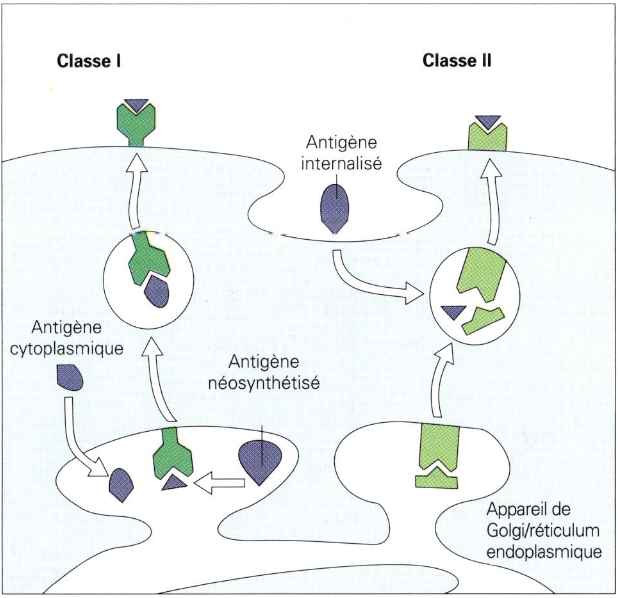

Fig. 3.14 Les voies de migration des molécules du CMH impliquées dans la présentation.

LES CYTOKINES

Les cytokines, produites par les leucocytes et dans certains cas par d'autres types cellulaires, sont des éléments très importants dans le contrôle de la réponse immune. Elles modulent la différenciation et la multiplication des cellules souches hématopoïétiques ainsi que l'activation des lymphocytes et des phagocytes. D'autres peuvent avoir une fonction de cytotoxines et on considère maintenant que l'équilibre entre aide et suppression, entre tolérance et réaction, entre réponse humorale et réponse cellulaire est sous le contrôle des cytokines. La plupart des cytokines ont un effet pléiotrope (activités multiples) et différents types cellulaires produisent différents mélanges de cytokines. Les Th sont les principales cellules productrices de ce type de médiateurs.

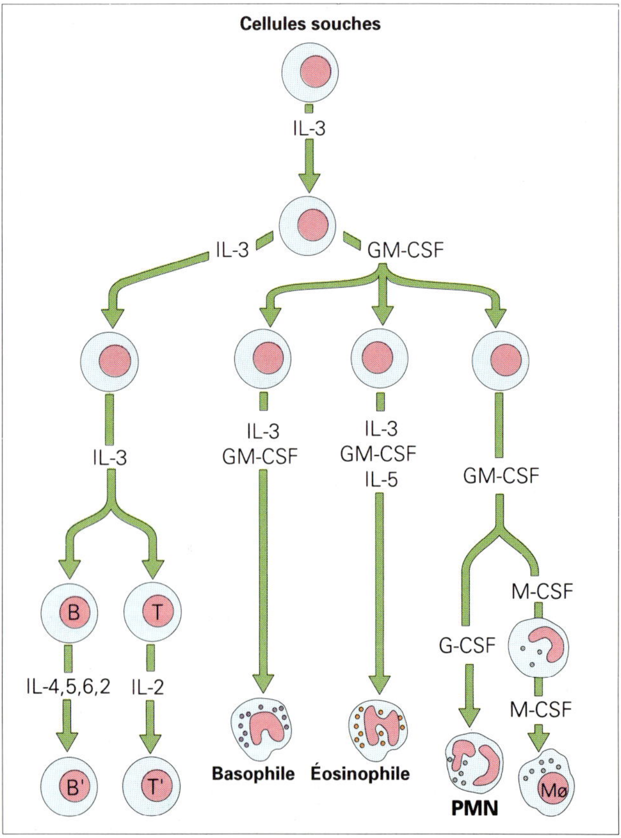

Fig. 3.15 Contrôle de l'hématopoïèse par les CSF.

Actions autocrine et paracrine. La plupart des cytokines agissent sur des cellules différentes de celles qui les produisent (action paracrine), mais certaines peuvent aussi stimuler le même type de cellules (action autocrine).

La **synergie.** On observe parfois qu'une combinaison de cytokines produit un effet plus important que la somme des effets de chacune d'elles, ou encore provoque une réponse qu'aucune des cytokines impliquées ne peut induire par elle-même. Dans certains cas, l'une des cytokines induit l'expression de récepteurs cellulaires pour l'autre. Dans d'autres cas, chacun des 2 médiateurs doit délivrer son signal de façon indépendante.

Les **facteurs stimulant les colonies** (**CSF**, "colony stimulating factors") contrôlent la différenciation des cellules souches hématopoïétiques, aussi bien dans la moelle que dans la périphérie (voir fig 3.15). Ce groupe de cytokines comprend les CSF spécifiques des granulocytes (G-CSF), des macrophages (M-CSF) et de la lignée granulocyte/macrophage (GM-CSF). Dans ce groupe, on peut aussi inclure l'IL-3, l'IL-5 et l'érythropoïétine. L'IL-3 induit la différenciation de toutes les lignées leucocytaires, alors que l'IL-5 est indispensable pour le développement des éosinophiles. L'érythropoïétine contrôle l'expansion des cellules formant les colonies (CFU, "colony forming units") qui donneront naissance aux érythrocytes.

L'**interféron** γ **(IFN-**γ**)** est produit par les cellules T activées par l'antigène. Au-delà de ses effets anti-viraux, l'IFN-γ peut augmenter l'expression des molécules de classe I et II du CMH sur les cellules B et les macrophages. A de plus fortes doses, il peut induire les molécules de classe II dans de nombreux tissus afin d'augmenter les capacités de présentation de l'antigène. De plus, il augmente l'expression des récepteurs pour l'IL-2 sur les cellules Tc, favorise l'activité cytotoxique des LGL et provoque la différenciation des cellules B. L'IFN-γ est la principale cytokine responsable de l'activité MAF ("macrophage activating factor", facteur activant les macrophages). Ce facteur augmente l'expression du FcγR et renforce la poussée respiratoire, favorisant ainsi la capacité de ces cellules à détruire les pathogènes.

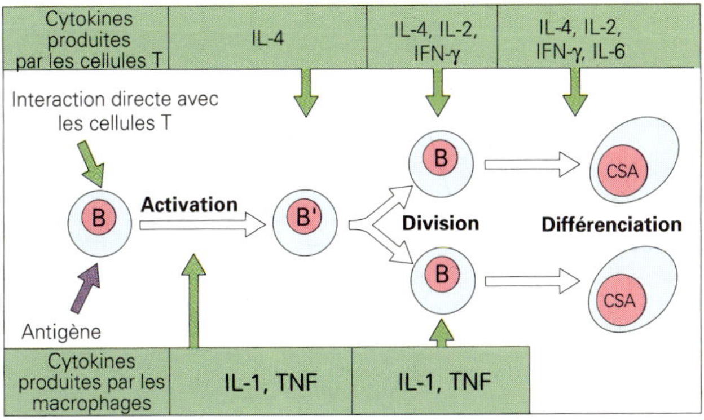

Fig.3.16 Contrôle du développement des cellules B par les cytokines.

Le **facteur inhibant la migration** (**MIF**, "migration inhibition factor") est partiellement caractérisé. Produit par les cellules T activées, il inhibe la migration des macrophages et provoque ainsi l'accumulation de ces cellules dans les sites inflammatoires.

Le **facteur nécrosant les tumeurs** (**TNF**, "tumour necrosis factor") et la **lymphotoxine (LT)** sont des cytokines de structure analogue codées dans la région du CMH. La lymphotoxine, libérée par les cellules Tc, est maintenant appelée TNF-β, alors que le TNF, produit par les macrophages activés ainsi que d'autres types cellulaires s'appelle le TNF-α. En plus de son activité cytotoxique, le TNF-α augmente l'adhésivité de l'endothélium vasculaire pour les lymphocytes, favorisant ainsi leur migration transendothéliale. L'induction

cytokine	source	cible	principaux effets
IL-1α	macrophages fibroblastes lymphocytes	lymphocytes macrophages autres cellules	* costimulation des lymphocytes * activation des phagocytes * production de prostaglandines * autres effets divers
IL-1β	cellules épithéliales astrocytes		
IL-2	cellules T	cellules T LGL (cellules B)	* activation et croissance des cellules T
IL-3	cellules T mastocytes	cellules souches	* hématopoïèse
IL-4	cellules T stroma de la moelle osseuse	cellules B	* activation précoce
IL-5	cellules T macrophages	cellules T et cellules B (chez la Souris)	* prolifération et différenciation
IL-6	macrophages fibroblastes cellules T	cellules B cellules T hépatocytes	* différenciation des B * induction des protéines de la phase aiguë
IL-7	stroma de la moelle osseuse	lymphocytes	* prolifération
IL-8	fibroblastes monocytes cellules endothéliales	monocytes cellules T neutrophiles	* chimiotactisme
IL-9	cellules T	cellules T	* prolifération
IL-10	cellules T	lymphocytes	?

Fig. 3.17 Les interleukines.

de la synthèse des protéines de phase aiguë par le foie en réponse au TNF est probablement dépendante de l'IL-6. Le TNF induit aussi la mobilisation de la graisse, provoquant ainsi la cachexie observable dans certaines maladies chroniques. Il a aussi un effet synergique avec l'IFN-γ dans l'induction du CMH et dans l'activation des macrophages ou des LGL.

Les **interleukines (IL-1 à IL-13)** sont un groupe de cytokines dans lequel on classe la plupart des facteurs nouvellement décrits. Leurs principales caractéristiques sont répertoriées dans la figure 3.17. L'IL-1 a des effets similaires à ceux du TNF : augmentation de l'adhésivité des leucocytes vis-à-vis des cellules endothéliales, induction des protéines de la phase aiguë, action directe sur l'hypothalamus pour induire la fièvre et le sommeil. L'IL-1 a aussi pour cible les fibroblastes, les ostéoclastes et les chondrocytes où elle peut induire la production de prostaglandines et intervenir dans le remodelage des tissus. L'IL-1 induit l'expression des récepteurs pour l'IL-2 sur les cellules T et intervient donc en tant que costimulateur dans l'activation de ces cellules. L'IL-2 est un facteur de croissance essentiel pour les cellules T (TCGF, "T-cell growth factor") nécessaire à la prolifération des cellules activées par l'antigène. Les cellules B activées expriment elles aussi des récepteurs pour l'IL-2. L'IL-3 est une hématopoïétine polyspécifique (voir ci-dessus). Les IL-4, IL-5, IL-6, IL-7 sont des facteurs de croissance et de différenciation des cellules B produits par les cellules Th. L'IL-4 est primordiale dans l'activation précoce des cellules B et leur expansion clonale, alors que l'IL-5 et l'IL-6 provoquent la différenciation plus tardive de ces cellules en plasmocytes producteurs d'anticorps. L'IL-4 favorise la commutation de classe vers IgG2a (chez la Souris) alors que l'IFN-γ induit la production d'IgG1. L'IL-8 est un facteur libéré par les monocytes activés qui a une activité chimiotactique pour les neutrophiles et les basophiles mais induit l'adhésion des monocytes aux endothéliums. L'IL- 9 et l'IL-10 sont des facteurs de croissance. L'IL-11 partage un certain nombre d'activités biologiques de l'IL-6. L'IL-12 augmente la cytotoxicité des cellules NK ou LAK. L'IL-13 induit la commutation isotypique vers l'IgE et l'IgG4.

Les **facteurs de stimulation des cellules B** (**BSF**, "B cell stimulating factors"). C'est l'ancienne nomenclature pour les IL-4, IL-5 et IL-6. L'IL-4 est le facteur de croissance ("growth factor") des cellules B de type I (BCGF-I), l'IL-5 est le BCGF-II et l'IL-6, appelée aussi IFN-β2 est un facteur de différenciation des cellules B (BCDF, "B cell differentiation factor").

Les **récepteurs pour les cytokines** vont déterminer la potentialité des cellules à répondre à telle ou telle cytokine. Les récepteurs pour l'IL-1, le TNF et les interférons sont très largement répandus. Le récepteur de haute affinité pour l'IL-2 est constitué de 2 chaînes polypeptidiques et est reconnu par l'anticorps monoclonal TAC (CD25). Il apparaît pendant une période limitée sur les cellules T activées par l'antigène, contrôlant ainsi leur division, mais disparaît si la cellule n'est pas restimulée par l'antigène. L'expression des récepteurs pour l'IL-4, l'IL-5 ou l'IL-6 sur les cellules B activées est régulée de la même façon. Les récepteurs pour les CSF apparaissent sur les cellules en développement durant l'hématopoïèse.

LES GÈNES DE RÉPONSE IMMUNE

Bonnes répondeuses et mauvaises répondeuses. Les animaux d'une souche consanguine donnée présentent un certain niveau de réponse immune à un antigène injecté. Les souches présentant un niveau élevé sont des souches appelées bonnes répondeuses, les autres sont des mauvaises répondeuses. Ce statut dépend essentiellement de gènes codés dans le CMH et varie en fonction des antigènes.

Les **gènes de réponse immune** (**Ir** "immune response"). Un grand nombre de gènes déterminent le niveau de la réponse immune à un antigène. Les gènes Ir contrôlent l'apprêtement de l'antigène et sa présentation, la coopération cellulaire, le répertoire des récepteurs pour l'antigène, la production des cytokines et de leurs récepteurs et enfin l'activation cellulaire. Les gènes Ir les plus importants codent pour les molécules de classe II du CMH, qui contrôlent le mode de présentation de chaque antigène.

Le **répertoire** est l'ensemble des récepteurs pour l'antigène produits par le système immunitaire. Le répertoire initial est déterminé par les gènes du TcR et les gènes des chaînes H et L des immunoglobulines.

La **restriction clonale**. Ceci se réfère à une réponse immune dépendante d'un nombre limité de clones cellulaires. Par exemple, la réponse primaire à la phosphorylcholine chez une souris d'haplotype Ig^a est essentiellement réalisée par des cellules B exprimant l'idiotype T15. Les réponses des cellules T peuvent aussi être restreintes à des clones utilisant sélectivement pour leur TcR certains gènes V particuliers. Ceci peut être mis en relation avec la présentation sélective de certains antigènes par des molécules particulières codées par le CMH.

Les **trous (dans le répertoire)** peuvent être une explication au fait qu'un animal ne réponde pas à un certain antigène à cause de l'absence du récepteur spécifique. En fait, cet effet est plus probablement dû à l'absence d'une molécule du CMH adéquate.

Fonction des macrophages	Mauvaises répondeuses	Bonnes répondeuses
1. Capture de l'antigène	+++	+
2. Activité des enzymes lysosomiales	+++	+
3. Dégradation intracellulaire de l'antigène	+++	+
4 Persistance de l'antigène à la surface cellulaire	+	+++

Fig. 3.18 Les fonctions des macrophages dans les souris bonnes et mauvaises répondeuses.

Les **souris de Biozzi** sont des souches consanguines sélectionnées pour leur capacité à produire des taux d'anticorps faibles ou élevés vis-à-vis d'un antigène (à l'origine, les érythrocytes de mouton). Au moins 10 loci génétiques indépendants et non liés au CMH contrôlent la qualité de la réponse anticorps. La façon qu'ont les macrophages de traiter l'antigène différencie les souches bonnes et mauvaises répondeuses, les cellules des mauvaises répondeuses dégradant l'antigène trop rapidement, ne pouvant donc pas le présenter de façon adéquate.

La **restriction génétique** décrit le fait que les cellules coopèrent plus efficacement quand elles partagent le même haplotype du CMH. Cet effet s'observe dans les interactions macrophages / cellules T, dans la coopération T / B et dans la destruction des cellules cibles par les Tc. Toutes ces situations nécessitent une bonne présentation de l'antigène. Une population de cellules T éduquées dans le thymus à reconnaître les molécules de leur propre CMH, puis stimulées par des APC présentant les mêmes molécules, ne seront plus capables d'interagir qu'avec des cellules exprimant ce même type de molécules (ou ce même haplotype). Cet effet est illustré ci-après. Des animaux irradiés (X) d'haplotype CxD sont reconstitués avec des cellules T stimulées par le porteur (BGG') et des cellules B stimulées par l'haptène (DNP'). Après un rappel avec le BGG-DNP, la réponse anticorps anti-DNP est mesurée. Celle-ci n'est significative que si les cellules T et B partagent au moins un haplotype (C ou D).

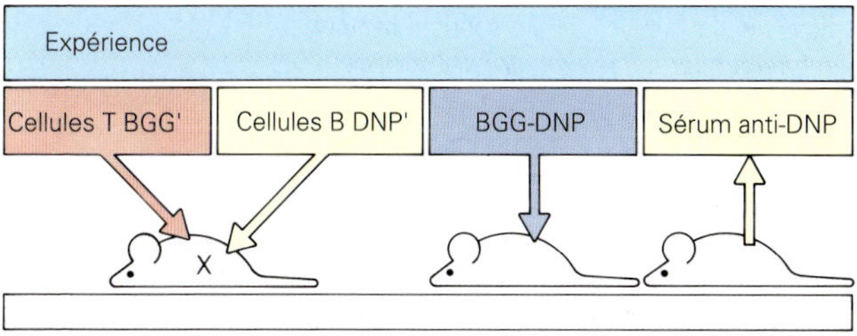

Résultat

Expérience	Cellules T	Cellules B	Receveur	Réponse
1	C	C	CxD	+
2	D	D	CxD	+
3	C	D	CxD	–
4	D	C	CxD	–
5	CxD	D	CxD	+

Fig. 3.19 La restriction génétique dans la coopération T / B.

L'IMMUNORÉGULATION

La réponse immune est régulée essentiellement par l'antigène, puis par les interactions entre les lymphocytes, les CPA et leurs produits, anticorps et cytokines. L'antigène est l'initiateur de la réponse immune, puisque le premier signal requis pour déclencher l'activation des lymphocytes est l'antigène ou le complexe antigène/CMH. On peut donc considérer le système immunitaire comme une unité chargée de l'homéostase par élimination de l'antigène. L'antigène initie la réponse immune, qui l'élimine, et le système revient à son état antérieur. Le rôle essentiel de l'antigène se situe au niveau cellulaire. Dans l'exemple présenté ci-dessous, le complexe antigène/CMH déclenche l'activation des cellules T et l'expression des récepteurs pour les cytokines (par ex. IL-2) nécessaires à la division cellulaire. L'effet auxiliaire des cellules T induit les cellules B à produire les anticorps spécifiques, conduisant à l'élimination de l'antigène. Avec la disparition de l'antigène, les cellules B ne recoivent plus de signal d'activation. En parallèle, l'arrêt de l'activation des cellules T par le complexe antigène/CMH provoque la perte de leurs récepteurs pour les cytokines et l'arrêt de la production des cytokines. Le système immunitaire revient alors à un état de repos.

Le **rétrocontrôle par l'anticorps**. L'anticorps régule sa propre production de différentes façons : 1) la liaison à l'antigène empêche celui-ci d'activer les lymphocytes ; 2) la liaison aux récepteurs pour le Fc à la surface des cellules B, en présence de l'antigène, provoque l'agrégation des FcR et des Ig de surface. C'est un signal d'inhibition pour les cellules ; 3) en favorisant la formation des complexes immuns et la localisation de l'antigène dans les centres germinatifs, l'anticorps induit le développement de cellules B à mémoire.

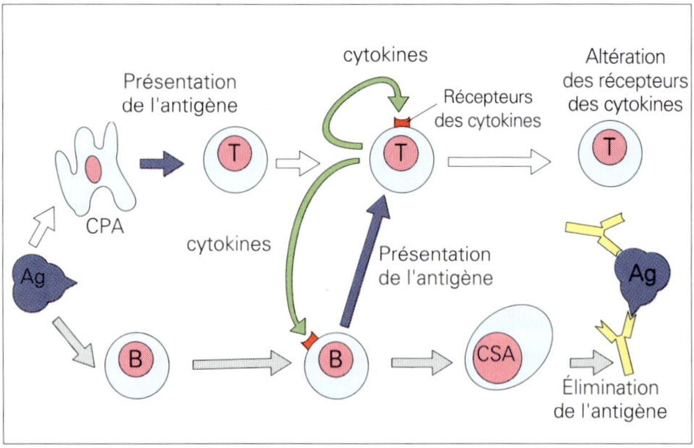

 Fig. 3.20 L'immunorégulation.

On peut classer les mécanismes immunorégulateurs en 3 classes :

Les **interactions spécifiques de l'antigène** qui sont restreintes aux cellules reconnaissant un antigène particulier et sont donc dépendantes des récepteurs pour cet antigène (voir ci-dessus).

Les **interactions idiotypiques** restreintes aux anticorps et aux cellules exprimant des idiotypes particuliers. Par exemple, en réponse à un antigène particulier, les lymphocytes portant un idiotype donné peuvent être soit stimulés soit inhibés.

Les **interactions non spécifiques** qui affectent les lymphocytes indépendamment de leur idiotype ou de leur spécificité pour l'antigène. Les régulations sous le contrôle des cytokines ou du système neuroendocrinien sont non spécifiques. Cependant, du fait de l'organisation structurale du système immunitaire, ces signaux non spécifiques ont des effets très localisés.

La **suppression**. On admet qu'il existe un groupe de cellules T aux fonctions régulatrices (Ts, T suppressives) capables de moduler l'activité des autres lymphocytes. Les premières expériences indiquaient que les Ts étaient $CD8^+$, mais aucun marqueur spécifique n'a été mis en évidence. Des cellules $CD4^+$ peuvent aussi présenter une activité suppressive. C'est donc plutôt une définition fonctionnelle. La suppression est un processus actif qui peut être distingué de la tolérance car il peut être transféré avec les cellules T. La base cellulaire de ce type de régulation est mal connue et peut impliquer l'un ou l'autre des mécanismes suivants : 1) une action cytotoxique spécifique des cellules Tc ($CD8^+$) ; 2) le blocage passif de l'activation par la séquestration des cytokines importantes dans la prolifération cellulaire ; 3) la sécrétion de molécules immunosuppressives telles que les prostaglandines ; 4) la production locale d'un ensemble particulier de cytokines conduisant les cellules à répondre différemment ; 5) l'induction d'une anergie clonale par les cellules Ts délivrant un signal d'activation, mais en l'absence des signaux de costimulation ou des cytokines nécessaires.

La **contrasuppression** est l'activité d'un groupe de cellules T qui rendent les cellules Th résistantes à la suppression. La nature des cellules impliquées ainsi que la réalité de ce phénomène sont toujours controversées.

Les **macrophages suppresseurs**. C'est une description fonctionnelle de l'activité des macrophages dans certains systèmes expérimentaux. La suppression est non spécifique et est souvent dépendante de cytokines ou de médiateurs tels que les prostaglandines.

LE RÉSEAU IDIOTYPIQUE

Les **anti-idiotypes (anti-Id)** sont des anticorps reconnaissant des épitopes de la région V des anticorps ou du TcR.

L'**hypothèse du réseau** est une théorie qui considère que les lymphocytes sont régulés dans leurs interactions par la reconnaissance d'idiotypes sur les récepteurs pour l'antigène d'autres cellules, ou par des anticorps portant eux-mêmes certains idiotypes. Par exemple, un anticorps anti-idiotypique pourrait provoquer une régulation négative d'un groupe de cellules B exprimant cet idiotype. Les interactions prévues dans cette hypothèse peuvent être de nature positive ou négative. Un tel réseau est illustré ci-dessous. Un antigène (Ag) induit un idiotype (Ab1) qui lui-même provoque l'apparition d'un anti-Id (Ab2) et d'un anti-anti-Id (Ab3). La réalité physiologique d'un tel réseau est toujours une question.

L'**image interne** est un anti-idiotype qui reconnaît l'idiotype d'un anticorps dirigé contre un antigène exogène, et qui a une structure proche de cet antigène. Voir ci-dessous l'Ab2 en haut de la figure.

Les **groupes parallèles** sont des anticorps qui partagent un idiotope commun mais sont dirigés contre des antigènes différents. Selon la théorie du réseau, ils peuvent être régulés de façon concomitante.

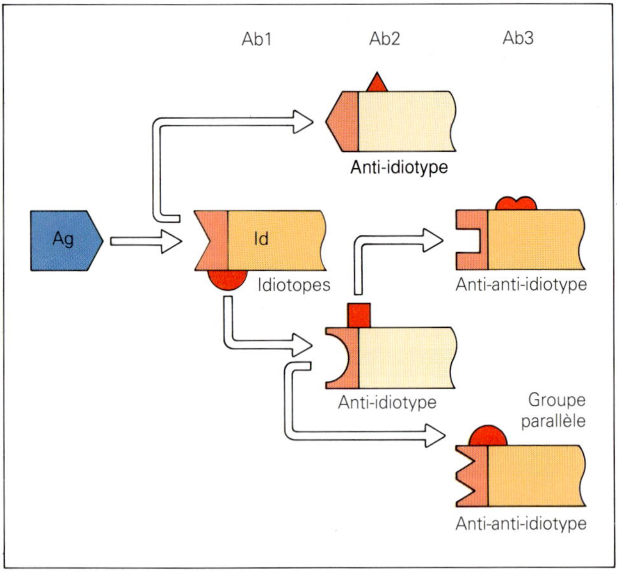

Fig 3.21 L'hypothèse du réseau idiotypique selon Jerne.

LES RÉGULATIONS PAR LES FACTEURS NEUROENDOCRINIENS

Certaines observations indiquent que des événements de type neurologiques peuvent affecter les fonctions du système immunitaire, soit directement, soit par l'intermédiaire du système endocrine.

L'innervation des tissus lymphoïdes. Le thymus, la rate, les ganglions sont tous reliés au système sympathique noradrénergique. Ceci contrôle le flux sanguin à travers ces tissus et donc la circulation des lymphocytes. De plus, des fibres nerveuses sont disposées entre les lymphocytes et il semble qu'il y ait des jonctions directes avec les cellules. La dénervation des tissus lymphoïdes peut moduler les réponses immunes.

L'axe pituitaire/surrénal. Le stress peut induire la libération de l'hormone adrénocorticotrope par la glande pituitaire. Ceci provoque la production de glucocorticoïdes qui ont un effet immunosuppresseur. Les lymphocytes produisent aussi de l'ACTH en réponse au facteur corticotrophe (CRF). De plus la médullaire des surrénales libère des catécholamines qui peuvent altérer la migration des leucocytes ainsi que la capacité de réponse des lymphocytes.

Les régulations endocrines et les régulations par les neuropeptides. Les lymphocytes expriment des récepteurs pour de nombreuses hormones, l'insuline, la thyroxine, l'hormone de croissance et la somatostatine. Ces hormones, ainsi que les enképhalines et les endorphines libérées à la suite d'un stress, modulent les fonctions des cellules T et B de multiples façons, selon le niveau des différents médiateurs.

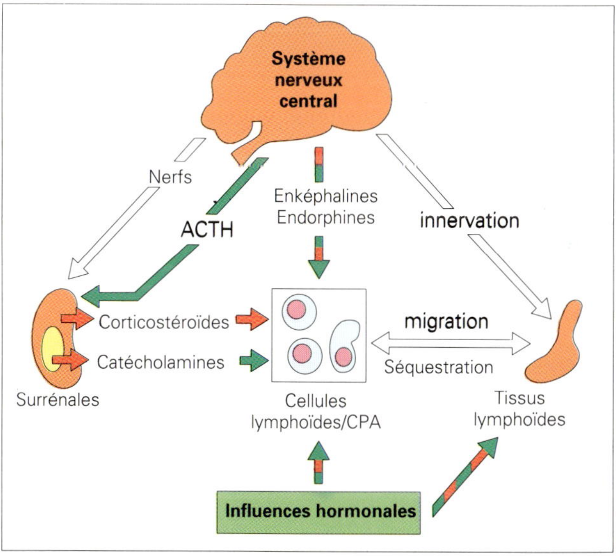

Fig. 3.22 La régulation neuroendocrinienne de la réponse immune.

L'IMMUNOSUPPRESSION

L'**immunosuppression** décrit l'ensemble des méthodes employées pour réduire l'efficacité de la réponse immune, particulièrement lors des transplantations afin d'éviter le rejet de greffe, mais aussi dans le contrôle des maladies auto-immunes. La plupart de ces techniques ne sont pas spécifiques de l'antigène même si certaines des drogues utilisées ont un effet plus important sur le système immunitaire que sur les autres tissus.

Les **stéroïdes**, comprenant les glucocorticostéroïdes, les corticostéroïdes et les stéroïdes de synthèse tels que la dexaméthasone ont de multiples effets immunosuppresseurs et anti-inflammatoires, en particulier sur les macrophages. Tous ces composés inhibent la libération d'acide arachidonique et donc la production d'eicosanoïdes. Ils réduisent aussi la sécrétion des protéases neutres et de l'IL-1. Les stéroïdes interfèrent avec la présentation de l'antigène, inhibent la réponse primaire et réduisent le nombre de cellules T circulantes.

L'**azathioprine** et la **6-mercaptopurine** sont des analogues puriques qui ont une action sur les petits lymphocytes et les cellules en division, bloquant ainsi le développement des cellules effectrices. Le nombre de monocytes est réduit et l'activité des cellules K est affectée.

Le **cyclophosphamide** et le **chlorambucil** sont des agents alkylants qui endommagent l'ADN et empêchent ainsi sa replication. Ils agissent essentiellement sur les lymphocytes et inhibent très fortement la réponse anticorps. Ils n'affectent que faiblement les phagocytes. Expérimentalement, le cyclophosphamide interdit aux cellules B la régénération de leurs récepteurs.

La **cyclosporine A** est un métabolite fongique qui interfère avec les événements précoces de l'activation des lymphocytes. Elle n'affecte pas les lymphoblastes, n'est ni anti-mitotique, ni cytotoxique. Elle agit essentiellement sur les cellules T et est actuellement le médicament de choix dans la chirurgie de transplantation.

Le **FK506** est un composé d'origine bactérienne qui bloque l'activation des cellules T et leurs mitoses, probablement en inhibant la production d'IL-2. On admet que son mode d'action est proche de celui de la cyclosporine A.

Les **globulines anti-lymphocytaires** sont des anticorps dirigés contre les lymphocytes et qui ont été utilisées lors de greffes chez l'Homme. Elles sont remplacées actuellement par les anticorps monoclonaux.

L'**irradiation** locale ou totale par les rayons X modifie l'ADN et a donc un effet immunosuppresseur. Les petits lymphocytes au repos et certaines CPA sont très sensibles à l'irradiation, alors que les cellules suppressives sont plus résistantes. De très hautes doses de rayonnements éliminent tous les lymphocytes y compris les cellules souches.

L'IMMUNOSTIMULATION

Les **BRM** ("biological response modifiers") sont des composés qui modifient la réponse immune, habituellement en l'intensifiant. Ce groupe comprend des produits bactériens immunostimulants, des composés chimiques tels que les polynucléotides, des molécules d'origine physiologique comme les cytokines ainsi que les adjuvants qui sont administrés en même temps que l'antigène. Certaines de ces substances ont été utilisées afin de potentialiser les réactions du système immunitaire chez les patients cancéreux ou immunodéficients. Les produits d'origine bactérienne sont les suivants :

Le **BCG (Bacille de Calmette et Guérin)** est une souche vivante non-virulente de *Mycobacterium bovis* qui est normalement utilisée pour la vaccination contre la tuberculose.

Le **muramyl dipeptide (MDP)** est la plus petite fraction de la paroi du BCG ayant une activité adjuvante.

Corynebacterium parvum induit une hyperplasie lymphoïde et active les macrophages.

Bordetella pertussis produit le LPF (facteur provoquant une lymphocytose) qui est un mitogène des cellules T et un immunostimulant. *B. pertussis* est l'agent responsable de la coqueluche.

Adjuvants. Certaines substances, lorsqu'elles sont administrées en même temps et au même site que l'antigène, intensifient la réponse immune, induisant des titres en anticorps plus élevés et une production plus étalée dans le temps. La distinction entre les réponses primaire et secondaire devient trouble quand on utilise de telles substances. Les adjuvants les plus communs sont les suivants :

L'**adjuvant complet** ou **incomplet de Freund (CFA / IFA, "complete / incomplete Freund's adjuvant")** est une émulsion stable d'eau dans l'huile qui provoque un dépôt de l'antigène dans les tissus. L'adjuvant complet contient du *Mycobacterium tuberculosis* tué.

L'**alun** est un hydroxyde ou un phosphate d'alumine dans lequel l'antigène est coprécipité.

Les **hormones thymiques** sont des facteurs produits par le thymus qui ont un rôle dans le développement intrathymique des cellules T et leur subsistance dans la périphérie. Elles comprennent la thymosine, la thymopoïétine, la thymostimuline et le facteur thymique sérique (FTS).

Les **cellules tueuses activées par des lymphokines** (**LAK**, "lymphokine activated killer cells") sont des cellules T cytotoxiques autologues obtenues *in vitro* par l'incubation des cellules du patient avec des cytokines telles que l'IL-2 ou l'IFN-γ. Elles peuvent être réinjectées aux patients dans les protocoles d'immunothérapie anti-cancéreuse.

LA TOLÉRANCE

La **tolérance** est l'acquisition d'un état de non-réponse vis-à-vis d'une molécule reconnue par le système immunitaire. Le fait qu'une molécule induise une réponse ou un état de tolérance dépend de la façon dont cette molécule a été présentée la première fois au système.

La tolérance néonatale. Les animaux nouveau-nés sont très susceptibles à l'induction d'une tolérance à cause de l'immaturité de leur système immunitaire. C'est pourquoi une tolérance acquise à ce moment de la vie persiste très longtemps.

La tolérance au soi. Les animaux sont normalement tolérants à leurs propres tissus, sans quoi ils développeraient des maladies auto-immunes. On admet que cette tolérance est due essentiellement à la délétion clonale des cellules autoréactives pendant la période néonatale. Comme de nouveaux lymphocytes apparaissent continuellement, ils doivent être éliminés au moment où ils sont le plus sensibles à la tolérisation (voir l'éducation thymique).

Les **superantigènes** sont des molécules capables de se lier directement à un domaine Vβ du TcR et de stimuler ainsi de façon polyclonale toutes les cellules T possédant ce segment, indépendamment de leur spécificité pour l'antigène peptidique.

La **tolérisation** est le processus par lequel la tolérance peut être induite chez l'animal par l'administration de l'antigène selon un protocole spécifique. Les cellules B ou les cellules T peuvent devenir tolérantes à une molécule particulière. Dans la mesure où la plupart des réponses anticorps nécessitent une coopération T/B, la tolérance de l'une des populations entraîne la tolérance du système tout entier.

La tolérance B. En général, les cellules immatures sont plus susceptibles à l'induction de tolérance que les cellules mûres, et peuvent être rendues tolérantes par de plus faibles doses de tolérogènes. La dose d'antigène et le mode d'administration sont critiques. Les différentes voies conduisant à la tolérance des cellules B sont décrites ci-dessous.

La **délétion clonale** est l'élimination spécifique des clones de cellules réactives vis-à-vis de l'antigène. Lorsque les cellules B réactives sont présentes, mais incapables de répondre du fait de l'absence d'une aide des cellules T, on parle de délétion fonctionnelle. Dans la mesure où l'on trouve souvent des cellules B potentiellement réactives dans les animaux tolérants, cette notion a évolué vers le concept d'anergie clonale.

L'**anergie clonale** est semblable à la délétion clonale, la différence étant que les cellules réactives ne sont pas éliminées. Elles sont toujours présentes, mais sont rendues inactives.

Le blocage des cellules produisant les anticorps. De très grandes quantités d'antigènes thymo-indépendants peuvent interférer avec la sécrétion d'anticorps, bien qu'il soit très difficile de rendre tolérantes des cellules productrices d'anticorps.

La tolérance T. Les cellules T sont plus facilement rendues tolérantes et pour plus longtemps que les cellules B. Les cellules T immatures peuvent être délétées pendant le développement intrathymique. Les cellules T mûres peuvent être fonctionnellement délétées (anergisées), en particulier si le second signal n'est pas délivré.

Les concepts de **premier / second signaux** se réfère à l'idée que l'activation d'une cellule T nécessite un signal délivré par le complexe antigène/CMH (premier signal) suivi par des interactions et/ou des cytokines faisant fonction de signal costimulateur (second signal). Dans ce schéma, l'absence de ce second signal provoque une anergie clonale conduisant à la tolérance.

Les **tolérances à forte dose et à faible dose**. La tolérance est plus facile à réaliser avec des taux importants d'antigène qui rendent tolérantes les cellules B. Cependant, de très faibles doses (inférieures aux doses immunogéniques) peuvent aussi tolériser les cellules T.

La **facilitation** est une méthode d'induction de la tolérance dans la chirurgie de transplantation, permettant d'augmenter la survie du greffon. Le mécanisme implique souvent une interférence avec la présentation de l'antigène, par exemple par l'administration d'anticorps anti-molécules de classe II du CMH afin de bloquer la reconnaissance des antigènes du greffon par les cellules T. On peut aussi utiliser des anti-CD4 qui vont affecter la reconnaissance par les cellules T auxiliaires.

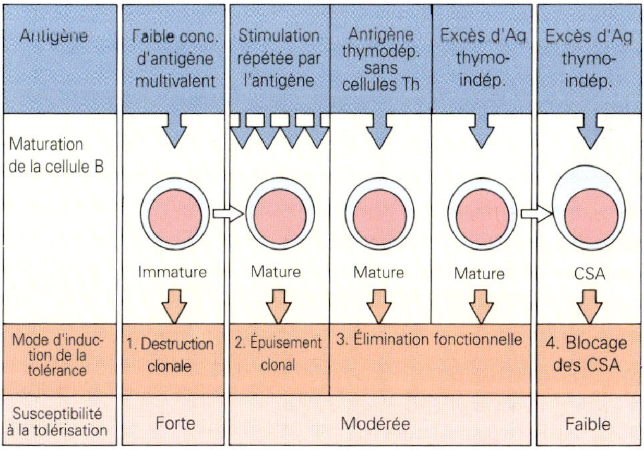

Fig. 3.23 La tolérance des cellules B.

Inflammation et migration cellulaire

4

L'INFLAMMATION

L'inflammation est la réponse des tissus à la blessure et elle a pour objet de diriger les molécules sériques et les cellules du système immunitaire vers le site de la lésion tissulaire. La réaction peut se décomposer en 3 éléments : 1) augmentation du flux sanguin ; 2) augmentation de la perméabilité des vaisseaux capillaires de la zone affectée ; 3) émigration des cellules depuis les vaisseaux vers les tissus. L'inflammation est un processus ordonné, dépendant de l'expression de molécules d'adhésion sur les cellules endothéliales et de la libération de médiateurs par les tissus et les leucocytes. Les sources les plus importantes de ces médiateurs sont les systèmes enzymatiques plasmatiques du complément, de la coagulation, de la fibrinolyse (plasmine) et des kinines. Les médiateurs libérés par les mastocytes, les basophiles et les plaquettes, ainsi que les eicosanoïdes produits par de nombreux types cellulaires ont aussi une activité inflammatoire. En règle générale, les neutrophiles sont les premières cellules sur le site de l'inflammation aiguë, elles sont suivies par les macrophages et les lymphocytes en cas de stimulation immunologique.

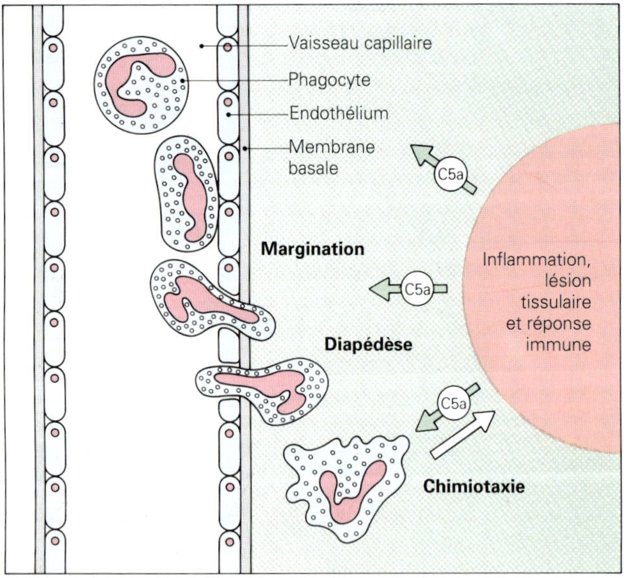

 Fig. 4.1 Les différentes étapes de la chimiotaxie.

La **vasodilatation** est la dilatation des vaisseaux sanguins due à l'activité des médiateurs sur les muscles lisses de la paroi des vaisseaux, induisant une augmentation du flux sanguin.

Transsudation/exsudation. Normalement, seules les petites molécules peuvent passer librement à travers la paroi des vaisseaux. C'est le phénomène de transsudation. En cas d'inflammation, les cellules endothéliales se rétractent, permettant ainsi aux molécules plus grosses de passer la paroi. Ce fluide, qui contient aussi des cellules, s'appelle un exsudat inflammatoire.

L'**adhésion** et la **margination** sont les premières étapes de la migration des cellules à partir du flot sanguin. L'essentiel de la migration des leucocytes vers les sites inflammatoires se produit au niveau des veinules post-capillaires. Les cellules adhèrent aux cellules endothéliales, puis développent des contacts multiples en s'aplatissant sur l'endothélium. Ce processus s'appelle la margination.

La **diapédèse** est le processus par lequel les cellules migrent à travers l'endothélium et dans les tissus. Les cellules adhérentes émettent des pseudopodes dans les jonctions intercellulaires entre les cellules endothéliales, avant de se faufiler dans l'ouverture, de dissoudre la membrane basale et de migrer vers l'intérieur du tissu.

La **chimiotaxie** est le mouvement orienté des cellules en réponse à un médiateur. Les cellules sont très sensibles aux gradients de concentration des molécules chimiotactiques telles que le C5a, le fMet,Leu,Phe (fMLP) et l'IL-8. Elles migrent vers les plus hautes concentrations.

La **chimiokinésie** est l'accentuation des mouvements au hasard (non orientés) des cellules causée par les médiateurs tels que l'histamine.

Les **médiateurs de l'inflammation** regroupent les systèmes enzymatiques plasmatiques, les cellules du système immunitaire, et les pathogènes eux-

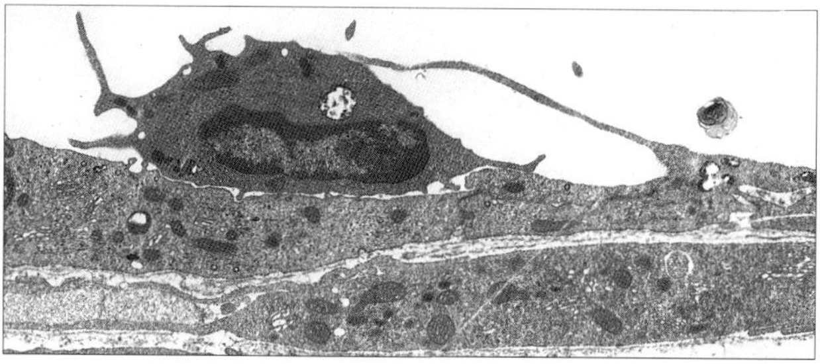

Fig. 4.2 Un lymphocyte adhère à l'endothélium cérébral au cours d'une encéphalomyélite. Remerciements au Dr Clive Hawkins.

médiateur	origine	activité
histamine	mastocytes basophiles	* augmentation de la perméabilité vasculaire * contraction des muscles lisses * chimiokinésie
5-hydroxy tryptamine (5HT) = sérotonine	plaquettes mastocytes (chez les rongeurs)	* augmentation de la perméabilité vasculaire * contraction des muscles lisses
PAF (facteur activant les plaquettes)	basophiles neutrophiles macrophages	* production de médiateurs par les plaquettes * augmentation de la perméabilité vasculaire * contraction des muscles lisses * activation des neutrophiles
facteur chimiotactique des neutrophiles (NCF)	mastocytes	* chimiotactisme des neutrophiles
IL-8	lymphocytes	* localisation des monocytes
C3a	facteur C3 du complément	* dégranulation des mastocytes * contraction des muscles lisses
C5a	facteur C5 du complément	* dégranulation des mastocytes * chimiotactisme des neutrophiles et des macrophages * contraction des muscles lisses * augmentation de la perméabilité vasculaire
bradykinine	système des kinines (kininogène)	* vasodilatation * contraction des muscles lisses * augmentation de la perméabilité vasculaire * douleur
fibrinopeptides et produits de dégradation de la fibrine	système de coagulation	* augmentation de la perméabilité vasculaire * chimiotactisme des neutrophiles et des macrophages
prostaglandine E2 (PGE2)	voie de la cyclooxygénase	* vasodilatation * potentialisation de l'augmentation de perméabilité induite par l'histamine et la bradykinine
leucotriène B4 (LTB4)	voie de la lipoxygénase	* chimiotactisme des neutrophiles * synergie avec la PGE2 dans l'augmentation de la perméabilité vasculaire
leucotriène D4 (LTD4)	voie de la lipoxygénase	* contraction des muscles lisses * augmentation de la perméabilité vasculaire

 Fig. 4.3 Les médiateurs de l'inflammation.

mêmes. Les principaux médiateurs sont décrits sur la page opposée et la figure 4.4 est un résumé des interactions permettant leur production.

Les **kinines** apparaissent à la suite d'une lésion tissulaire. Les interactions entre les systèmes enzymatiques plasmatiques induisent la production de kallikréine. Celle-ci réagit avec le kininogène de haut poids moléculaire pour donner naissance à la bradykinine. La lysyl-bradykinine (kallidine) est le résultat de l'action de la kallikréine tissulaire sur le kininogène de poids moléculaire faible. Ces kinines sont des médiateurs vasoactifs particulièrement efficaces.

Les **eicosanoïdes** sont des médiateurs dérivés de l'acide arachidonique qui est libéré des membranes cellulaires par la phospholipase A2. L'acide arachidonique est converti en eicosanoïdes selon 2 voies principales.

Les **prostaglandines (PG)** et les **thromboxanes (Tx)** sont produits par l'action de la cyclooxygénase sur l'acide arachidonique. Ces dérivés présentent des effets complexes sur les réponses inflammatoires, souvent en synergie avec les autres médiateurs.

Les **leucotriènes (LT)** sont produits par la voie de la lipoxygénase qui génère des médiateurs de l'inflammation aiguë ainsi que le SRS-A ("slow reacting substance of anaphylaxis").

Les **peptides fMet** (formyl-méthionyl-) sont des produits bactériens ayant une forte activité chimiotactique sur les neutrophiles.

Formyl-methionyl peptides (fMet-) are bacterial products which are highly chemotactic for neutrophils.

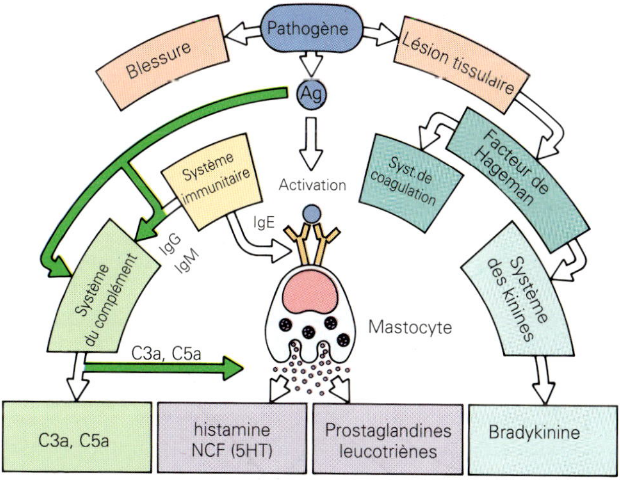

Fig. 4.4 Les systèmes enzymatiques plasmatiques.

LE COMPLÉMENT

Le système du complément est l'un des systèmes enzymatiques du sérum. Il intervient dans l'inflammation, dans l'opsonisation des particules antigéniques (y compris les microorganismes) et dans la destruction des pathogènes. Le système est constitué de molécules sériques, qui peuvent être activées selon 2 voies, la voie 'classique' ou la voie 'alterne'. Les molécules de la voie classique sont appelées C1, C2, etc... Les molécules de la voie alterne sont désignées par des lettres, comme par exemple le facteur B (FB ou B). Les propriétés des composants du complément sont décrites page 84 et celles de leurs récepteurs sont rassemblées à la page 53.

La cascade enzymatique. Les composants du complément interagissent les uns sur les autres de telle sorte que le produit d'une réaction est l'enzyme catalysant la suivante. Ainsi un stimulus initial faible peut déclencher une cascade d'événements. Les petits fragments issus du clivage des molécules du complément sont indicés (par ex. C3a, C5b). Les enzymes inactivées sont affectées de la lettre 'i' (par ex. iC3b), et les enzymes activées sont surlignées (par ex. $\overline{\text{C3b,Bb}}$).

La **voie classique** (sur fond jaune) est activée par la liaison des complexes immuns avec le C1q (fraction du C1) qui présente 6 sites de liaison avec le Fc. Ceci induit la dégradation du C1r et du C1s. Le C1s peut alors produire le C4a à partir du C4 et le C2b à partir du C2. On obtient alors le $\overline{\text{C4b,2a}}$ qui peut dégrader le C3.

La **voie alterne** (ou voie de la properdine, ou boucle d'amplification) (sur fond pourpre) est activée en présence de surface ou de molécules activatrices, en particulier des produits d'origine microbienne. Le C3b peut se lier au facteur H ou au facteur B. Normalement, H est lié au C3b qui est inactivé par le facteur I. En présence des activateurs, B se lie au C3b et est clivé par le facteur D pour produire le fragment Ba et le complexe $\overline{\text{C3b,Bb}}$ qui présente une activité de C3 convertase. Ceci va induire un rétrocontrôle positif (ou boucle d'amplification) pour générer encore plus de C3b.

Les **C3 convertases** sont les complexes $\overline{\text{C3b,Bb}}$ et $\overline{\text{C4b,2a}}$ qui découpent le C3 en C3a et C3b. Celui-ci présente alors un site de liaison labile lui permettant de se fixer de façon covalente sur les molécules environnantes comportant des groupes -OH ou -NH_2. Le C3b, s'associant à une C3 convertase peut cliver le C5.

La **voie lytique** (fond orange) est activée quand le C5b se dépose sur une membrane. Le C5b s'associe au C7, au C8 et au C9 pour former le complexe d'attaque membranaire.

Le **complexe d'attaque membranaire (CAM)** est une structure constituée du complexe C5b,6,7,8 et du C9 polymérisé qui traverse la membrane de la cellule cible et forme ainsi un canal lytique provoquant la mort de la cellule.

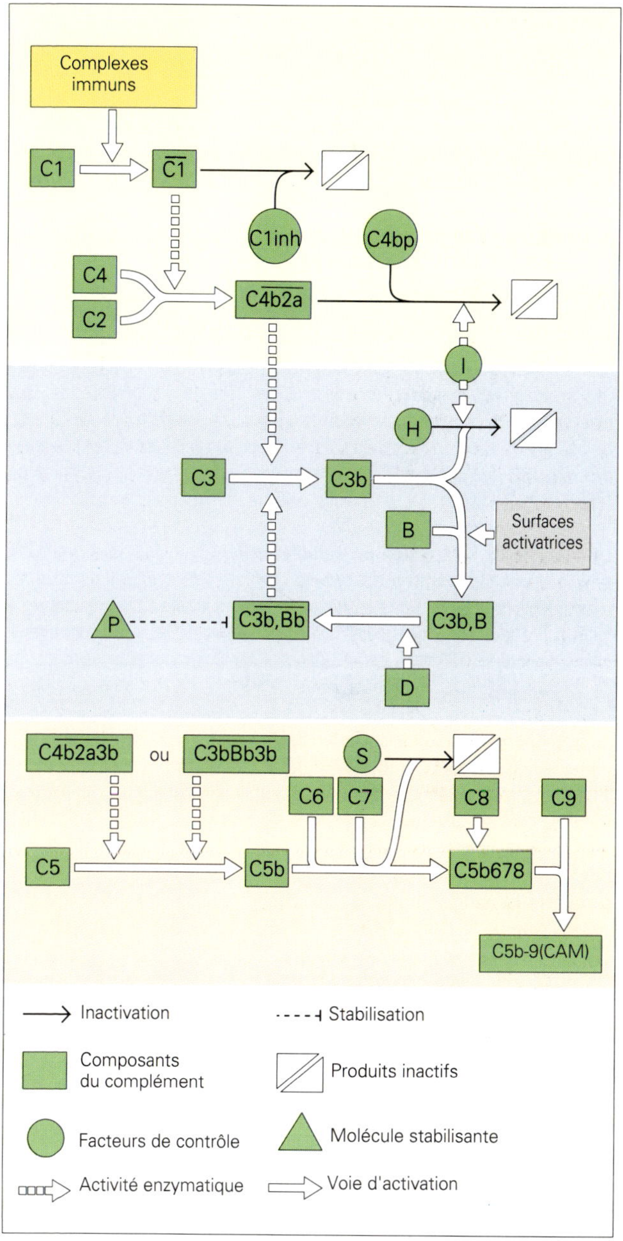

Fig. 4.5 Les voies d'activation du complément.

La **fixation du complément** est l'activation du complément suivie du dépôt des composants activés sur les complexes immuns ou les membranes cellulaires. Le C3b et le C4b peuvent former une liaison covalente avec les molécules avoisinantes grâce à un pont thioester interne qui se trouve exposé par suite de l'activation. Ce groupement réactif est rapidement éliminé par hydrolyse si la liaison n'est pas formée. Ainsi le complément ne peut se fixer qu'à proximité de son site d'activation.

La **lyse du spectateur** ("bystander lysis") est la lyse des cellules très proches du site de l'activation du complément et sur lesquelles se déposent des composants activés.

Les **anaphylatoxines** C3a et C5a, parties N-terminales des chaînes α du C3 et du C5, sont des médiateurs de l'inflammation. Elles provoquent la dégranulation des mastocytes, la contraction des muscles lisses et l'augmentation de la perméabilité des vaisseaux capillaires. Le C5a a aussi un effet chimiotactique sur les neutrophiles et les monocytes. C'est ainsi que ces peptides miment certaines des réactions décrites dans l'anaphylaxie. Elles sont largement inactivées par l'élimination de leur arginine C-terminale par les carboxypeptidases du sérum.

Le contrôle de l'activation du complément. Les convertases ayant une activité enzymatique voient leur activité diminuer naturellement au cours du temps. Mais divers inhibiteurs ou inactivateurs dont la liste est présentée sur la page opposée interviennent aussi. Des molécules associées aux membranes peuvent altérer la vitesse de dégradation des composants du complément. Par exemple, le CR1, le facteur H et le DAF accélèrent la dégradation du $\overline{\text{C3b,Bb}}$.

Le **facteur accélérant la dissociation** (**DAF**, "decay accelerating factor") et le **cofacteur protéique membranaire** (**MCP,** "membrane cofactor protein") sont des protéines normalement présentes sur la majorité des membranes cellulaires de mammifères, qui limitent l'activation de la voie alterne et le développement des C5 convertases.

Le **facteur de restriction homologue** (**HRF**, "homologous restriction factor") est une protéine membranaire qui limite l'activité des C8 et C9 autologues.

L'**hémoglobinurie paroxystique nocturne** est une pathologie dans laquelle on observe une lyse des globules rouges *via* la voie alterne. Les érythrocytes des patients sont déficients pour les protéines de contrôle (en particulier le DAF) et présentent parfois un défaut d'acide sialique membranaire.

L'**œdème angioneurotique héréditaire** est une pathologie causée par une déficience en C1 inh. Le C2 est localement activé de façon incontrôlée, se convertissant en kinine provoquant un œdème local.

Le **facteur du venin de cobra** (**CVF**, "cobra venom factor") est le C3b du cobra, qui forme une C3 convertase (CVF,Bb) résistante à l'inactivation par le facteur I. Le CVF peut donc être utilisé pour éliminer le C3.

Composant	Mr (kD)	Conc. sérique (µg/ml)	Nbr. de poly-peptides	Fonction
C1q	410	150	18	* forment un complexe C1q-C1r2-C1s2 dépendant du Ca^{++} * le C1q se lie aux Ig complexées pour activer la voie classique
C1r	83	50	1	
C1s	83	50	1	
C4	210	550	3	* molécules de la voie classique, activées par le C1s pour former une C3 convertase, le $\overline{\text{C4b2a}}$
C2	115	25	1	
C3	180	1200	2	* le C3 actif (C3b) est une opsonine qui active la voie lytique * le C3a provoque la dégranulation des mastocytes et la contraction des muscles lisses * iC3b, C3d, C3e et C3g sont des produits de dégradation du C3b.
C5	180	70	2	* le C5b fixé sur une membrane initie la voie lytique * le C5a est un facteur chimio-tactique pour les macrophages et les neutro-philes, il provoque la dégranulation des mastocytes et la contraction des muscles lisses, il augmente la perméabilité vasculaire
C6	130	60	1	* composants de la voie lytique qui s'asssemblent en présence du C5b pour former le complexe d'attaque membranaire et provoquer ainsi la lyse cellulaire
C7	120	50	1	
C8	155	55	3	
C9	75	60	1	
B	95	200	1	* le facteur B se lie au C3b en présence des activateurs de la voie alterne, puis est clivé par le facteur D (enzyme sérique) pour former la C3 convertase $\overline{\text{C3b,Bb}}$
D	25	10	1	
P (properdine)	185	25	4	* stabilise $\overline{\text{C3b,Bb}}$, ce qui accélère la boucle d'amplification
C4-bp	550	250	7	* le C4-bp ("binding protein") lié au C4b et le facteur H lié au C3b sont des cofacteurs pour le facteur I qui clive et inactive le C3b et le C4b
H (β_1H)	150	500	1	
I (C3bina)	100	30	2	
C1 inh	100	185	1	* se lie et inactive le C1r et le C1s
protéine S (vitro-nectine)	83	505	1	* lie le complexe C5b,C6,C7 et l'empêche de se fixer sur les membranes

Fig. 4.6 Les composants du complément.

LES MÉCANISMES DE LA MIGRATION CELLULAIRE

La migration des leucocytes est contrôlée par des molécules d'adhésion de la surface cellulaire qui interagissent avec les molécules complémentaires exprimées sur l'endothélium vasculaire. L'essentiel de la migration des leucocytes se fait au niveau des veinules. Plusieurs types de migrations peuvent être considérés : 1) le mouvement des lymphocytes vers les tissus lymphoïdes secondaires ; 2) la migration des neutrophiles dans les tissus pendant une réponse immune et la migration des cellules mononucléées sur le site d'une inflammation chronique ; 3) la migration des lymphocytes activés vers les sites inflammatoires. Chaque type de migration est déterminé par un ensemble particulier de molécules d'adhésion. A la suite de l'adhésion aux cellules endothéliales, les pseudopodes sondent les environs des jonctions interendothéliales et s'étendent jusqu'à la membrane basale. Les enzymes libérées par les cellules migrantes dissolvent la membrane basale et les cellules traversent l'endothélium, après avoir rompu les liaisons établies par les molécules d'adhésion. Les cellules expriment alors de nouvelles molécules d'adhésion leur permettant d'interagir avec les tissus et les composants des matrices extracellulaires.

Les **molécules d'adhésion** peuvent être regroupées selon leur structure. Certaines sont exprimées de façon constitutive par les cellules (par ex. le CR3 sur les cellules mononucléées) alors que d'autres seront induites par les cytokines ou par les mécanismes de l'activation cellulaire. Certaines molécules d'adhésion sont stockées dans la cellule afin de pouvoir être mobilisées rapidement (par ex. le LFA-1 des 'adhésomes' des neutrophiles), alors que l'autres (par ex. l'ICAM-1 de l'endothélium) seront néosynthétisées. Les groupes principaux des molécules d'adhésion sont les suivants :

Les **intégrines** sont constituées d'une chaîne α et d'une chaîne β transmembranaires. En général la chaîne α est unique pour une intégrine donnée alors que la chaîne β peut être commune à plusieurs molécules de la même famille. L'adhésion est dépendante des ions magnésium. La plupart des intégrines reconnaissent une séquence RGD (Arg-Gly-Asp) sur leur ligand.

Les **VLA** ("very late antigens") sont des membres de la famille des intégrines β1 apparaissant tardivement sur les cellules T activées et impliquées dans la liaison à la matrice extracellulaire.

Les **sélectines** (LECCAMS, molécules d'adhérence intercellulaires de type lectine) comprennent le GMP-140, l'ELAM-1 et le MEL-14 (chez la Souris) ou son équivalent humain, le récepteur de localisation ("homing receptor") ganglionnaire. Elles présentent toute un domaine terminal de type lectine et on pense que leur ligand est un résidu osidique de la cellule cible.

Les **molécules d'adhésion intercellulaire (ICAM-1, ICAM-2 et VCAM)** appartiennent à la superfamille des immunoglobulines. Les ICAM-1 et ICAM-2 ont des domaines N-terminaux homologues et se lient au LFA-1.

Le **CD44 (Pgp)** est une molécule très largement distribuée que l'on trouve aussi sur les leucocytes et dont on pense qu'elle est impliquée dans la migration transendothéliale. D'après sa structure, elle pourrait interagir avec la matrice extracellulaire.

Les **adressines** sont les récepteurs de l'endothélium qui confèrent la spécificité tissulaire des différentes voies de migration.

Molécule d'adhésion	Structure	Localisation	Ligand	Fonction
GMP-140	sélectine	endothélium neutrophiles plaquettes	hydrates de carbone	* inflammation aiguë * migration des neutrophiles * adhésion plaquettaire
ELAM	sélectine	endothélium	hydrates de carbone	* migration des neutrophiles
ICAM-1	5 domaines	endothélium leucocytes	LFA-1	* augmente l'adhésion intercellulaire
ICAM-2	2 domaines	endothélium	LFA-1	* adhésion sur l'endothélium
VCAM	6 domaines	endothélium	VLA-4	* localisation des lymphocytes ("homing")
Adressines	1 chaîne	endothélium	?	
MEL-14	sélectine	lymphocytes	hydrates de carbone	* liaison aux HEV des ganglions
VLA-1	intégrine	lymphocytes	?	* liaison à la matrice
VLA-2	intégrine	cellules T stimulées	collagène	* liaison à la matrice
VLA-4	intégrine	leucocytes	VCAM	* liaison à l'endothélium
VLA-5	intégrine	leucocytes	fibronectine	* liaison à la matrice
LFA-1	intégrine	leucocytes	ICAM-2 ICAM-1	* augmente l'adhésion * signal de costimulation
CR3	intégrine	neutrophiles macrophages	? & iC3b	* migration des neutrophiles * opsonisation
CR4	intégrine	macrophages	iC3b	* opsonisation

Fig. 4.7 Les molécules d'adhésion.

Immunopathologie 5

L'IMMUNODÉFICIENCE

L'**immunodéficience** est le plus souvent caractérisée par une susceptibilité accrue aux infections, causée par une insuffisance de l'un ou de plusieurs des éléments du système immunitaire. Les immunodéficiences primaires sont d'origine génétique et peuvent affecter n'importe quel composant du système. Les exemples les plus fréquents sont les suivants : anomalies dans le développement des lymphocytes, altération des fonctions des granulocytes, perte des récepteurs des macrophages, absence de certains composants du complément. Ces déficiences sont habituellement détectables dès les premiers mois de la vie, quand l'immunité conférée par les anticorps maternels disparaît. Les immunodéficiences secondaires, ou acquises, sont la conséquence d'infections, certaines étant dirigées contre le système immunitaire lui-même (par ex. l'infection par le VIH, virus de l'immunodéficience humaine), d'autres détournant une réponse immunitaire effective (par ex. le paludisme).

Les **immunodéficiences combinées sévères** (**SCID**, "severe combined immunodeficiency") sont un groupe de pathologies dans lesquelles on observe une leucopénie, une immunité à médiation cellulaire défectueuse, des taux d'anticorps faibles, voire nuls, et des tissus lymphoïdes secondaires embryonnaires. Certains cas sont corrélés avec une déficience autosomale récessive en adénosine désaminase, ou à une absence en phosphorylase des

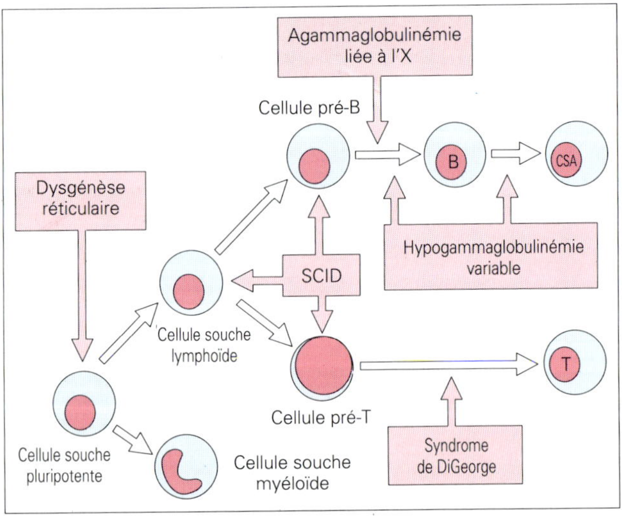

 Fig. 5.1 Les immunodéficiences.

nucléosides puriques. D'autres cas, dans lesquels ces enzymes sont normales, peuvent être liés au chromosome X, ou présenter un caractère autosomal récessif. L'un des types de SCID est dû à l'incapacité des cellules à réaliser la recombinaison des gènes codant pour les récepteurs pour l'antigène. Les différentes formes de SCID peuvent être corrélées avec les points précis des voies de différenciation sur lesquels agissent les déficiences.

Le **syndrome de DiGeorge** est dû à un défaut dans le développement des 3° et 4° arcs branchiaux conduisant à une hypoplasie thymique associée à une diminution du nombre de cellules T fonctionnelles. Le nombre de cellules T peut atteindre son niveau normal après 1 à 2 ans.

L'**agammaglobulinémie liée à l'X (maladie de Bruton).** Les patients atteints présentent des fonctions cellulaires de type T tout à fait normales, y compris une immunité cellulaire aux infections virales. Mais leurs taux d'immunoglobulines sont très faibles, et ils ne peuvent faire de réponse anticorps. Ceci est dû à un défaut dans la différenciation de leurs cellules pré-B en cellules B mûres.

L'**hypogammaglobulinémie variable** est un ensemble de pathologies, qui ne semblent pas toutes d'origine génétique, dans lesquelles la différenciation des cellules B est affectée (les cellules B sont présentes, mais ne se différencient pas en plasmocytes). Cette pathologie peut être associée à une plus grande fréquence de maladies auto-immunes et de tumeurs des tissus lymphoréticulés.

L'**ataxie télangiectasie** est une maladie neurologique associée à une immunodéficience. Les fonctions des cellules T sont altérées, certaines sous-classes d'Ig sont absentes. On pense que cette affection est liée à une déficience dans les mécanismes de réparation de l'ADN et que des cassures se produisent au niveau des gènes d'Ig.

Le **syndrome de Wiskott-Aldrich** se caractérise par une immunodéficience sévère dans laquelle les cellules T sont incapables de répondre efficacement aux antigènes. Les nombres de lymphocytes sont à peu près normaux, mais les taux des différentes sous-classes d'Ig sont variables, et les anticorps rapidement catabolisés.

Le **thymome** est une tumeur du thymus, provoquant une immunodéficience et qui est souvent associée aux maladies auto-immunes telles que la myasthénie ou l'anémie hémolytique.

La **maladie des chaînes lourdes** est un défaut associé aux lymphocytes B qui ne produisent que des chaînes lourdes d'Ig incomplètes.

Le **SIDA (syndrome d'immunodéficience acquise)** est la conséquence de l'infection par le rétrovirus VIH-1. Celui-ci infecte les cellules exprimant le marqueur CD4, c'est-à-dire essentiellement les cellules T auxiliaires et certaines CPA exprimant des taux faibles de ce marqueur. L'importance de la déficience en cellules T ($CD4^+$) est corrélée avec l'apparition d'infections opportunistes, et parfois d'un sarcome de Kaposi à développement rapide. Les cellules B, les cellules Tc et les phagocytes peuvent être affectées secondairement.

LES MALADIES AUTO-IMMUNES

Les notions d'**autoantigènes et d'autoanticorps** désignent les molécules du soi reconnues comme des antigènes et les anticorps qui réagissent contre ces molécules.

Les **cellules autoréactives** sont des lymphocytes exprimant des récepteurs pour les autoantigènes. Ces cellules sont potentiellement aptes à développer une réponse auto-immune.

L'**auto-immunité** est la réaction du système immunitaire contre les tissus de l'organisme. Pour bien comprendre comment une réaction auto-immune peut émerger, il est nécessaire de décrire les mécanismes par lesquels la tolérance au soi est normalement maintenue : 1) séquestration des antigènes dans des sites inaccessibles au système immunitaire ; 2) délétion des cellules T autoréactives pendant le développement intrathymique ; 3) incapacité à apprêter ou à présenter les molécules du soi ; 4) induction d'une anergie des cellules T autoréactives, conséquence d'une absence de signaux de costimulation ou de cytokines spécifiques ; 5) présence de cellules ou d'hormones suppressives (par ex. les glucocorticoïdes). La défaillance de n'importe lequel de ces mécanismes peut conduire à l'auto-immunité.

Le court-circuit des cellules T. On considère que la tolérance au soi est maintenue au niveau des cellules T, les cellules autoréactives étant délétées ou anergisées (Fig 5.2a). Les cellules B autoréactives pourraient s'activer par un mécanisme qui court-circuite les cellules T tolérantes. Par exemple, un antigène exogène présentant une réactivité croisée avec un autoantigène pourrait être apprêté par ces cellules B autoréactives, présenté à une cellule T reconnaissant un épitope du non-soi, mais capable d'aider les cellules B (Fig. 5.2b). Une autre éventualité serait une activation polyclonale directe des cellules B par des agents tels que l'EBV ou le LPS. (Fig 5.2c).

Défaut de régulation. Le contrôle de certaines cellules autoréactives pourrait être dû à un défaut dans la présentation d'un antigène particulier, ou à l'existence de cellules suppressives (Fig 5.2d). En cas de défaut dans la suppression ou si l'autoantigène est présenté sous une forme immunogénique, la réaction auto-immune peut se développer (Fig 5.2e).

Les **maladies auto-immunes** sont les pathologies dans lesquelles les réactions d'auto-immunité provoquent une lésion tissulaire. Elles peuvent être soit spécifiques soit non spécifiques d'organes.

Les **maladies auto-immunes spécifiques d'organes** sont des pathologies où [illegible] réaction est dirigée contre des tissus particuliers, par ex. les anticorps anti- [illegible] dans la thyroïdite de Hashimoto, ou anti-cellules β du pancréas [illegible] du diabète. Dans un certain nombre de cas, les autoanticorps [illegible] d'organes apparaissent à la fois dans l'individu affecté et chez ses

Les **maladies auto-immunes non spécifiques d'organes** sont des maladies dans lesquelles la réaction est dirigée contre des autoantigènes répandus dans tout l'organisme, par ex. l'ADN dans le cas du lupus érythémateux disséminé. On trouve souvent associées à ce type de pathologies des réactions d'hypersensibilité de type III, dépendante des complexes immuns.

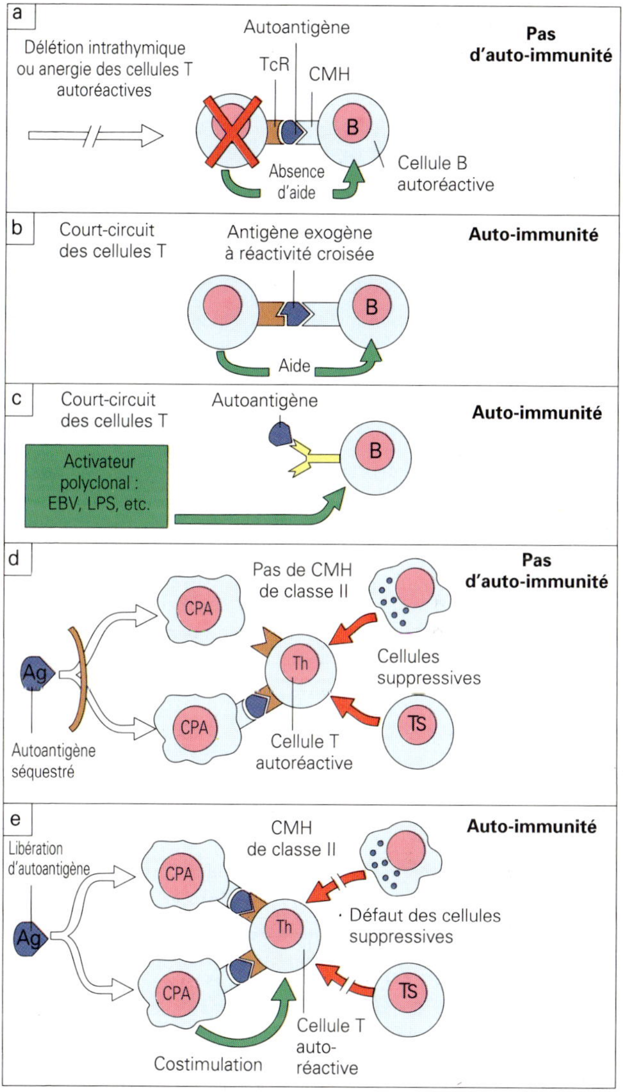

Fig. 5.2 Maintien et rupture de la tolérance au soi.

LES HYPERSENSIBILITÉS

L'**hypersensibilité** est une réponse immune démesurée ou inappropriée. Dans certains cas, c'est une réaction contre des antigènes inoffensifs, tel le pollen dans le cas du rhume des foins. Dans d'autres cas, la réponse générée contre d'authentiques antigènes est sans mesure par rapport aux dommages causés par le pathogène. Les destructions tissulaires observées dans les maladies auto-immunes sont aussi le résultat des réactions d'hypersensibilité, puisque toute réponse à un antigène du soi est 'inappropriée'. Les réactions d'hypersensibilité ont été classées par Gell et Coombs en fonction de la vitesse de réaction et du mécanisme impliqué. Cette classification n'implique pas que ces différentes formes de réactions interviennent indépendamment les unes des autres. De plus différents formes de réponses immunes peuvent intervenir en même temps dans un type d'hypersensibilité donné.

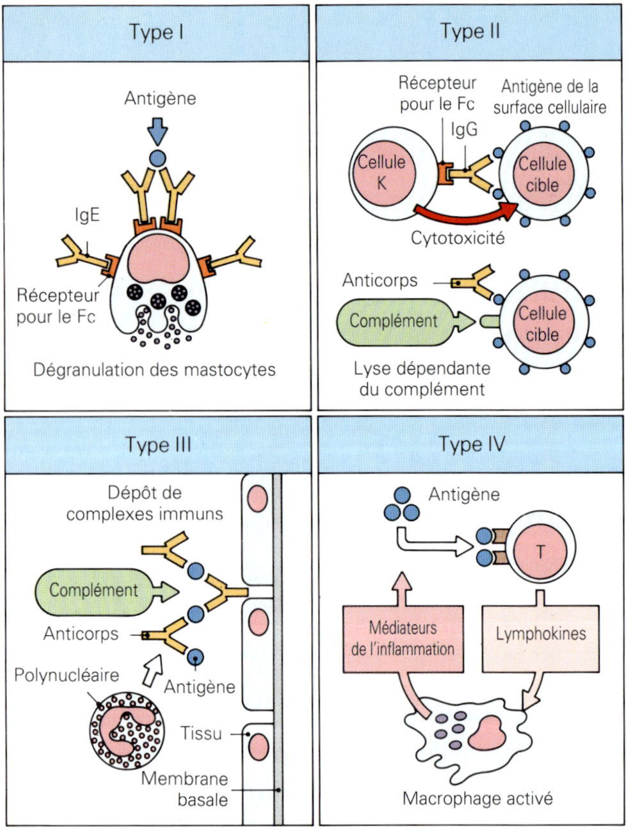

 Fig. 5.3 Les 4 réactions d'hypersensibilité.

L'**hypersensibilité de type I (immédiate)** est la réaction observée dans l'asthme, le rhume des foins et certains types d'eczéma. Elle survient dans les minutes qui suivent la rencontre avec l'antigène et dépend de l'activation des mastocytes provoquant la libération des médiateurs de l'inflammation aiguë. Les mastocytes sont sensibilisés par la liaison des IgE avec leurs récepteurs spécifiques (FcεR). L'agrégation de ces IgE par l'antigène provoque la dégranulation des mastocytes et la libération d'amines vasoactives responsables de la réaction inflammatoire. Les prostaglandines et les leucotriènes, issus du métabolisme de l'acide arachidonique, interviennent dans la phase tardive de la réaction, qui ne se développe que dans les heures qui suivent le contact avec l'antigène.

L'**hypersensibilité de type II (dépendante des anticorps)** est causée par la liaison des anticorps avec des antigènes de la surface cellulaire ou avec des composants de la matrice extracellulaire. Ces anticorps peuvent sensibiliser les cellules à une attaque par les cellules K ou à une lyse dépendante du complément. L'hypersensibilité de type II est la réaction observée dans les hémolyses post-transfusionnelles et dans la maladie hémolytique du nouveau-né. Les destructions tissulaires observées dans certaines maladies auto-immunes telles que la myasthénie ou le syndrome de Goodpasture sont aussi partiellement dépendantes des anticorps.

L'**hypersensibilité de type III (dépendante des complexes immuns)** est causée par le dépôt de complexes antigène/anticorps dans les tissus et les vaisseaux. Ce dépôt est particulièrement important dans les sites de filtration tels que le glomérule rénal. Les complexes activent le complément et attirent ainsi les polynucléaires et les macrophages. Ces cellules peuvent libérer le contenu de leurs granules ainsi que des intermédiaires réactifs de l'oxygène (ROI) qui vont causer des lésions aux tissus. Les antigènes complexés peuvent provenir d'agents infectieux persistants (par ex. dans le cas du paludisme), d'antigènes inhalés (par ex. dans le cas de l'alvéolite allergique extrinsèque), ou des tissus de l'organisme lui-même, dans les maladies auto-immunes. Toutes ces pathologies sont caractérisées par une forte charge antigénique associée à une réponse immune faible ou inefficace.

L'**hypersensibilité de type IV (retardée)** survient plus de 24h après la rencontre de l'antigène. Elle est dépendante des cellules T ($CD4^+$) sensibilisées par l'antigène qui libèrent des cytokines, attirant et activant les macrophages. Ceux-ci provoquent des lésions tissulaires qui peuvent dégénérer en réactions granulomateuses chroniques si l'antigène persiste. Ce type d'hypersensibilité est observé dans les réactions cutanées (dermatite de contact) et dans les réponses à certains pathogènes persistants, tels que *Mycobacterium leprae*, *M. tuberculosis* ou *Schistosoma* spp.

L'HYPERSENSIBILITÉ DE TYPE I (IMMÉDIATE)

L'**allergie** qui était à l'origine une "réactivité altérée lors d'un second contact avec un antigène" est maintenant une réaction d'hypersensibilité de type I.

Un **allergène** est un antigène qui induit une réaction de type I.

La **sensibilisation** est le processus au cours duquel un individu susceptible développe une réponse de type IgE spécifique d'un allergène. Les IgE peuvent se lier au récepteur de haute affinité des mastocytes (FcεR), les sensibilisant ainsi à une potentielle activation par l'allergène.

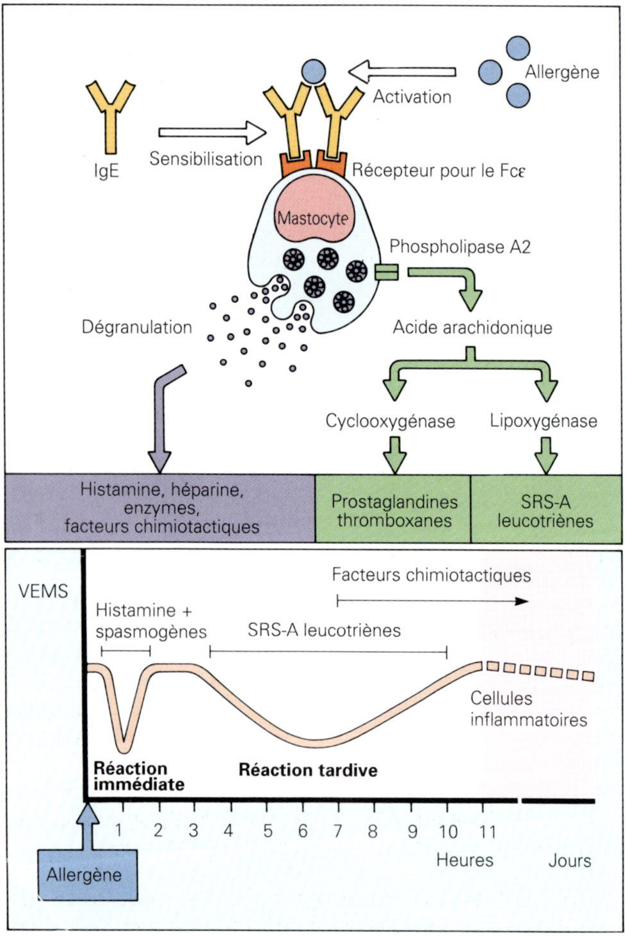

 Fig. 5.4 L'hypersensibilité de type I.

L'**activation** des mastocytes est consécutive à l'agrégation de leurs récepteurs (FcεR), *via* les IgE, par l'antigène. Ceci induit un influx de Ca^{++}, provoquant la dégranulation et l'activation de la phospholipase A2. Les mastocytes peuvent aussi être directement activés par les anaphylatoxines, le C3a et le C5a.

La **phospholipase A2** est une enzyme membranaire qui produit l'acide arachidonique. Celui-ci peut entrer dans la voie de la lipoxygénase, pour conduire aux leucotriènes, ou de la cyclooxygénase, qui produira les prostaglandines et le thromboxane.

L'**atopie** décrit la condition des patients manifestant une hypersensibilité de type I sous la forme d'asthme, de rhume des foins ou d'eczéma. Des liens familiaux peuvent être relevés parmi ces patients. L'exemple de l'asthme allergique induit par l'inhalation d'un allergène est décrit sur la figure de la page opposée.

Les **réactions immédiates et tardives**. Suite à l'entrée d'un allergène dans les bronches, on observe une réduction immédiate du volume d'air potentiel mesuré par le volume respiratoire forcé (VEMS). Ce phénomène est causé par l'histamine, les prostaglandines et résulte de l'action du PAF sur les plaquettes. Après plusieurs heures, une réaction tardive se développe, contrôlée par les leucotriènes et les cytokines. Les cellules inflammatoires, macrophages, basophiles et autres polynucléaires sont attirées par des facteurs chimiotactiques. Des réactions analogues sont décrites dans les réactions d'allergie cutanée.

Le **SRS-A** ("slow reacting substance of anaphylaxis") est un médiateur de la réaction tardive constitué essentiellement des leucotriènes C4 et D4.

L'**anaphylaxie** est une réaction systémique généralisée de type I contre un allergène. La libération d'amines vasoactives et d'agents spasmogènes provoque la contraction des muscles lisses, une augmentation de la perméabilité vasculaire et une chute de la pression artérielle. Des complications pulmonaires ou cardiovasculaires peuvent intervenir.

L'**anaphylaxie cutanée passive** (**PCA**, "passive cutaneous anaphylaxis") est une épreuve permettant de détecter des IgE spécifiques. L'animal est sensibilisé par une injection du sérum à analyser, puis immunisé avec l'allergène. Si des IgE spécifiques sont présentes dans le sérum, les mastocytes localisés au site de l'injection dégranulent, provoquant une augmentation locale de la perméabilité vasculaire.

La **réaction de Prausnitz-Küstner** est l'équivalent de la PCA chez l'Homme. Une réaction positive se manifeste par un œdème au site de l'injection.

Le "**Prick-test" cutané** est utilisé pour déterminer la sensibilité d'un individu aux différents allergènes, qui sont introduits dans la peau. Les individus sensibles présentent une réaction violente de gonflement localisé.

L'HYPERSENSIBILITÉ DE TYPE II (DÉPENDANTE DES ANTICORPS)

L'hypersensibilité de type II est liée à la présence d'anticorps dirigés contre les membranes et les antigènes de la surface cellulaire. Le complément est alors activé et les cellules effectrices exprimant des récepteurs pour le Fc des IgG ou pour le C3 peuvent reconnaître les tissus cibles. Le complexe d'attaque membranaire est alors formé, ce qui aggrave les dommages aux tissus. Le site des lésions dépend des anticorps impliqués.

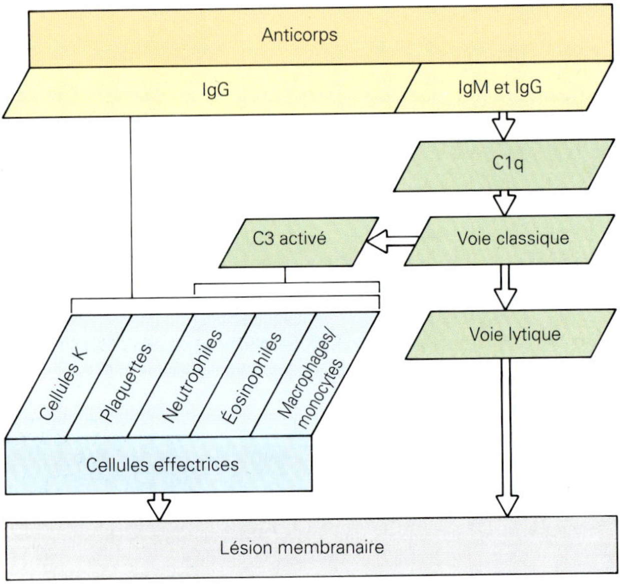

Fig. 5.5 L'hypersensibilité de type II.

Les **réactions hémolytiques transfusionnelles** se produisent quand du sang incompatible est injecté à un receveur. Celui-ci peut présenter des anticorps naturels dirigés contre les cellules injectées, comme c'est le cas dans le système ABO, ou ces anticorps peuvent se développer après la transfusion. Les anticorps induisent une lyse par le système du complément ou une séquestration des cellules sensibilisées par la rate ou le foie.

Les **groupes sanguins** sont des systèmes antigéniques de la surface des érythrocytes présentant une variabilité allotypique. Certains de ces groupes sont présents aussi sur d'autres tissus. Les plus connus sont présentés sur la Figure 5.6.

Les antigènes **Chido et Rogers** sont les formes alléliques du composant C4 humain, l'une migrant lentement, l'autre rapidement en électrophorèse. Cette molécule est adsorbée à la surface des globules rouges.

La **maladie hémolytique du nouveau-né** est due à l'existence d'anticorps maternels dirigés contre les érythrocytes du fœtus. Ces anticorps passent la barrière placentaire et détruisent les cellules de l'enfant. La mère se sensibilise aux globules rouges fœtaux lors de la naissance, ce qui explique pourquoi le premier né est généralement indemne. Le cas le plus fréquent se rencontre lorsqu'une femme Rh négative porte un enfant Rh positif.

La **prophylaxie anti-D** consiste à administrer des anticorps anti-Rh (D) à des femmes Rh négatives juste après la naissance d'un enfant Rh positif, afin de détruire les cellules Rh de l'enfant avant qu'elles ne sensibilisent le système immunitaire maternel.

L'**anémie hémolytique auto-immune** est due à la présence d'autoanticorps anti-globules rouges induisant une élimination de ces cellules par lyse ou séquestration. Les anticorps peuvent être des agglutinines 'chaudes' ou 'froides', selon la température qui leur permet de se lier à leurs cibles.

La **myasthénie** (ou *Myasthenia gravis*) est une maladie neuromusculaire liée à la présence d'autoanticorps dirigés contre les récepteurs pour l'acétylcholine. Le défaut de transmission neuromusculaire induit une faiblesse musculaire généralisée.

Le **syndrome de Goodpasture** est une réaction de type II dans laquelle les autoanticorps dégradent les membranes basales pulmonaires et rénales.

Système	Nombre de loci	Antigènes	Fréquences des différents phénotypes	
ABO	1	A, B ou O	A B AB O	42 % 8 % 3 % 47 %
Rhésus	3 loci étroitement liés : antigène majeur = RhD	C ou c D ou d E ou e	RhD^+ RhD^-	85 % 15 %
Kell	1	K ou k	K k	9 % 91 %
Duffy	1	Fy^a, Fy^b ou Fy	Fy^aFy^b Fy^a Fy^b Fy	46 % 20 % 34 % 0,1 %
MN	1	M ou N	MM NN MN	28 % 50 % 22 %

Fig. 5.6 Les groupes sanguins chez l'Homme.

L'HYPERSENSIBILITÉ DE TYPE III (DÉPENDANTE DES COMPLEXES IMMUNS)

Les **complexes immuns** sont des complexes antigène / anticorps souvent associées avec certains composants du complément.

Le dépôt des complexes immuns. L'hypersensibilité de type III est le résultat du dépôt de complexes immuns sur les parois des vaisseaux sanguins et dans les tissus. Ces complexes peuvent activer les plaquettes (chez l'Homme) et les basophiles *via* leurs récepteurs pour le Fc. Ceci provoque la libération d'amines vasoactives qui induisent la contraction des cellules endothéliales, l'augmentation de la perméabilité vasculaire et donc le dépôt de nouveaux complexes. Ceux-ci peuvent aussi activer le complément, libérant les facteurs C3a et C5a, les deux activant les basophiles, le C5a attirant les neutrophiles. Les phagocytes, étant incapables d'ingérer les complexes déposés, libèrent le contenu de leurs granules et les dérivés actifs de l'oxygène, provoquant des lésions tissulaires locales. Les complexes ont tendance à se déposer aux endroits où il y a une pression élevée, une filtration ou des turbulences, et donc particulièrement dans le rein.

L'élimination des complexes immuns. Chez l'Homme, les complexes circulants sont normalement captés par les érythrocytes et conduits dans le foie où ils sont dégradés par les phagocytes. Les facteurs qui affectent ce

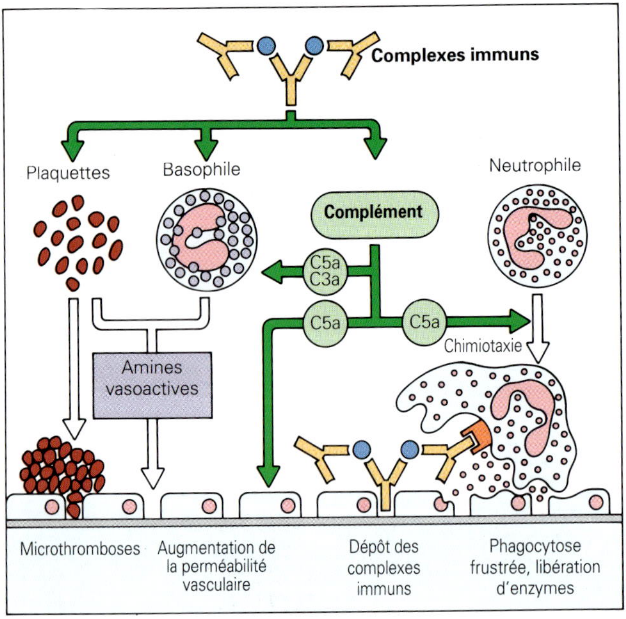

 Fig. 5.7 Le dépôt des complexes immuns.

phénomène sont : a) la taille des complexes ; b) la classe et l'affinité des anticorps ; c) la valence de l'antigène ; d) la quantité de complexes circulants. Ce dernier élément explique pourquoi les maladies à complexes immuns sont associées aux infections qui libèrent de grandes quantités d'antigène et aux maladies auto-immunes dans lesquelles il y a un apport continuel d'autoantigène.

Les **maladies à complexes immuns** sont le résultat d'un dépôt excessif de complexes dans certains organes.

La **maladie sérique** est une réaction de type III qu'on observe dans les individus auxquels on a injecté du sérum étranger. Ce sérum provoque la synthèse d'anticorps ayant pour conséquence l'apparition de quantité massive de complexes immuns, conduisant à des arthrites et à des néphrites.

La **réaction d'Arthus** est une réaction cutanée qui se présente sous la forme d'une zone rouge et gonflée et qui est maximale 5 à 6 heures après l'injection intradermique de l'antigène. Elle est causée par la liaison des IgG à l'antigène injecté et au déclenchement des mécanismes d'hypersensibilité de type III.

	Complexes circulants	Vaisseaux	Rein	Articulations	Peau
Polyarthrite rhumatoïde	●	●		●	
Lupus érythémateux disséminé	●	●	●	●	●
Polyartérite	●	●	●		
Polymyosite Dermatomyosite		●			●
Vascularite cutanée	●	●			●
Lèpre	●		●	●	●
Paludisme	●		●		
Trypanosomiase	●	●	●		
Endocardite infectieuse	●	●	●		
Hépatite	●	●	●		

Fig. 5.8 Les maladies à complexes immuns : les sites de dépôt des complexes.

L'HYPERSENSIBILITÉ DE TYPE IV (RETARDÉE)

Ce groupe comprend un certain nombre de réactions qui sont maximales après un délai d'au moins 12 heures après l'administration de l'antigène et qui sont dépendantes des cellules T spécifiques de l'antigène plutôt que des anticorps. Les cellules responsables appartiennent à une sous-population de cellules Th ($CD4^+$), qu'on appelle parfois les Thsr. Au moins 4 types de réactions ont été décrites, mais toutes peuvent intervenir simultanément ou séquentiellement au cours de la réponse à un antigène particulier. Par exemple, si un stimulus antigénique persiste, une réaction de type tuberculinique peut se transformer en réaction granulomateuse.

Les **réactions de Jones-Mote** (hypersensibilité cutanée à basophiles) apparaissent dans les 24 heures suivant la stimulation cutanée par l'antigène. L'aire située sous l'épiderme est infiltrée par les basophiles dans les 1 à 6 jours, avec un gonflement maximal après 24 heures. Cette réponse est normalement contrôlée par des cellules suppressives.

L'**hypersensibilité de contact** produit une réaction cutanée de type eczémateuse qui est maximale 48 heures après le contact avec l'allergène. Celui-ci peut être une grosse molécule ou un haptène (par ex. le nickel) qui se combine aux protéines de l'organisme. Les cellules de Langerhans captent

type	Jones-Mote	contact	tuberculine	granulomateuse
temps	24 heures	48 heures	48 heures	4 semaines
signes cliniques	tuméfaction cutanée	eczéma	induration locale, tuméfaction ± fièvre	induration cutanée
aspect histologique	basophiles, lymphocytes, cellules mononucléées	cellules mononucléées, œdème de l'épiderme	cellules mononucléées, lymphocytes et monocytes, MΦ en nombre réduit	granulome à cellules épithélioïdes, cellules géantes, macrophages, fibrose, ± nécrose
antigène	intradermique (ovalbumine)	épidermique (nickel, caoutchouc, sumac vénéneux)	intradermique (tuberculine, antigènes des mycobactéries et leishmanies)	antigène ou complexes antigène/ anticorps persistants dans les macrophages ou antigène 'non immunologique' (talc)

Fig. 5.9 Résumé des principales caractéristiques des 4 types de réactions d'hypersensibilité retardée.

ces antigènes et les présentent aux cellules T dans les ganglions régionaux. Les réactions observables sont caractérisées par une infiltration de cellules mononucléées, associée à un œdème et la formation de microvésicules dans l'épiderme. Le derme est habituellement infiltré par un nombre croissant de leucocytes.

L'**hypersensibilité de type tuberculinique** est historiquement la réaction observée après l'injection par voie sous-cutanée de la tuberculine à des patients atteints de tuberculose. Ils répondent alors par de la fièvre et un gonflement cutané au site de l'injection. Ce terme se réfère actuellement à la réaction cutanée induite par un antigène, qui est maximale après 48 heures et qui est le fait des lymphocytes et des phagocytes mononucléés. Si le stimulus antigénique persiste, une réaction granulomateuse peut apparaître. Ce type de réaction peut être induit chez un sujet sensibilisé par divers antigènes d'origine microbienne ou non.

Les **réactions granulomateuses** surviennent quand le stimulus est persistant et que les macrophages ne peuvent l'éliminer. Les particules non antigéniques (par ex. le talc) induisent des granulomes non immunologiques alors que les pathogènes persistants (*Mycobacterium* spp. ou *Shistosoma* spp.) induisent des granulomes immunologiques. La lésion est constituée d'un mur de cellules épithélioïdes et de macrophages ceinturant l'agent infectieux, ce noyau étant lui-même entouré d'une couronne de lymphocytes. Des capsules fibreuses, résultat de la prolifération de fibroblastes synthétisant du collagène, peuvent aussi se développer autour de certains pathogènes.

Les **cellules épithélioïdes** sont des grandes cellules aplaties ayant un réticulum endoplasmique très développé et qu'on trouve au cœur des granulomes. On pense qu'elles dérivent des macrophages, bien que ceux-ci soient beaucoup plus riches en phagosomes.

Les **cellules géantes** sont de très grandes cellules multinucléées présentes dans les granulomes et dont on pense qu'elles pourraient provenir de la fusion des macrophages avec les cellules épithélioïdes.

Le **test d'inhibition de la migration** (MIT, "migration inhibition test"). Cette épreuve permet de détecter les cellules T sensibilisées. Les cellules à analyser sont mélangées avec des monocytes en présence de l'antigène dans des tubes capillaires et cultivées sur une couche d'agarose. Si les cellules T sont sensibilisées à l'antigène, elles vont libérer des cytokines (MIF, IL-8, etc...) qui vont limiter la migration des monocytes.

Le "**patch-test" (test épicutané)** est utilisé pour mesurer l'hypersensibilité de contact vis-à-vis d'un allergène. Celui-ci est appliqué sur la peau et le développement d'une réaction de type eczémateuse dans les 48 heures démontre la sensibilisation du sujet.

Nhi

LES MODÈLES ANIMAUX ET LES SOUCHES MUTANTES

Différentes souches d'animaux porteurs d'un système immunitaire défectueux se sont révélées être de très bons modèles d'étude des immunodéficiences et des maladies auto-immunes humaines. Il faut noter que la similitude ne peut être que symptomatique. Dans certains cas (par ex. les souches nues "nude"), le défaut est contrôlé par un seul locus génétique, mais dans les cas d'auto-immunité, l'affection dépend de multiples loci interagissant les uns avec les autres. La figure 5.10 donne la liste des souches les plus importantes.

Génotype / phénotype. Le génotype est l'ensemble du matériel génétique d'un animal, alors que son phénotype ne regroupe que les caractéristiques apparentes qui dépendent de l'expression des gènes.

L'**haplotype** est un groupe de gènes localisés sur un seul chromosome, ainsi que les caractéristiques qui en découlent. Dans les souches non-consanguines, les chromosomes paternels et maternels diffèrent, ce qui fait qu'un individu possède 2 haplotypes pour chaque série de gènes.

Les **souches consanguines** sont obtenues par des croisements répétés entre frères et sœurs à chaque génération, conduisant à une souche où tous les autosomes sont identiques. Si par hasard 2 chromosomes identiques se retrouvent dans un hybride F1, la consanguinité permet de fixer cette homozygotie dans les descendants. En répétant ce mode de croisements, toutes les paires de chromosomes deviennent et restent homozygotes. Les souches homozygotes aux loci du CMH ont été très importantes pour l'étude du rôle de ce locus dans le rejet de greffe et la présentation de l'antigène.

Les **souches recombinantes** sont issues de croisements entre souches consanguines. De temps en temps, une recombinaison se produit dans les animaux F1 de telle sorte que le chromosome touché porte des haplotypes différents à chaque extrémité. Ces souches sont utilisées pour identifier les segments chromosomiques responsables de tel ou tel caractère.

Les **souches consanguines recombinantes** sont issues de croisements entre 2 souches (a x b) suivis de croisements consanguins entre les descendants. On obtient ainsi des souches qui possèdent des lots identiques de chromosomes, mais dont chacun sera de type a ou b, au hasard. Ces souches permettent de déterminer quel chromosome porte le gène codant pour tel ou tel caractère.

Les **souches congéniques** sont génétiquement identiques à l'exception d'un seul locus. Par exemple, un animal congénique H-2^k a le CMH de l'haplotype k mais peut avoir un fond génétique provenant d'une souche qui n'est pas H-2^k.

Les **mutants bm** sont des souches de souris dérivées d'une souche H-2^b qui développent des mutations au niveau du locus H-2 (essentiellement dans la région K). Les souris porteuses de ces mutations, appelées H-2^{bm}, rejettent les greffes provenant de la souche H-2^b.

Souche / espèce	Caractéristiques
Souris "nude" (nue), Rat "nude"	Le mutant "nude" (gène nu) est dépourvu de thymus et de cellules T. Un autre locus associé produit seulement une absence de poils ("hairless").
Souris "beige"	Le mutant porteur du gène bg présente plusieurs défauts dont une absence de cellules NK.
Souris NZB	Auto-immunité, anémie hémolytique, défaut d'immunorégulation.
Souris (NZB/NZW) F1	Auto-immunité, néphrite à complexes immuns. Modèle du lupus érythémateux disséminé.
MRL.lpr	Auto-immunité. Le gène lpr induit une lymphoprolifération des cellules T. Modèle de la polyarthrite rhumatoïde.
Souris NOD ("non obese diabetic")	Réaction auto-immune dirigée contre les cellules β du pancréas. Modèle du diabète insulinodépendant de type II.
Souris BXSB	Syndrome auto-immun de type lupique associé à une lymphoprolifération des cellules B.
Souris SCID	Différenciation lymphocytaire déficiente (pas de recombinaison des gènes des Ig et du TcR), modèle du SCID humain.
Souris CBA/n	Ne possède pas une sous-population de cellules B (Lyb5). Ne répond pas à certains antigènes thymo-indépendants.
Souris C3H/HeJ	Les cellules B n'ont pas de récepteur pour le LPS.
Souris DBA/2Ha	Défaut associé au chromosome X. Les cellules B n'ont pas de récepteur pour le TRF ("T cell -replacing factor").
Rat B/B	Diabète et thyroïdite auto-immunes spontanées.
Rat buffalo	Certains de ces animaux développent une thyroïdite auto-immune associée ou non à une destruction des cellules β du pancréas.
Poulet obèse	Thyroïdite auto-immune. Modèle de la maladie de Hashimoto.

Fig. 5.10 Caractéristiques de quelques souches présentant une immuno-déficience.

LE TYPAGE DU CMH

La notion de **polymorphisme** se réfère au nombre de variants au même locus qui existent dans les différents individus. Les loci du CMH sont très polymorphes. Ces variants peuvent être détectés au niveau des gènes par une analyse en RFLP ou par séquençage direct. Mais ils peuvent aussi être détectés au niveau de leur expression dans les molécules du CMH par les techniques de typage tissulaire.

Le **typage tissulaire** est la technique utilisée pour déterminer les spécificités du CMH portées par les cellules d'un individu. Il existe 2 techniques majeures, soit la sérologie, soit le typage par MLC. Dans la mesure où les molécules du CMH s'expriment à la surface des cellules, elles peuvent être reconnues comme des antigènes par des individus différents et il est ainsi possible de préparer des anticorps spécifiques. Le typage est réalisé par l'utilisation d'un antisérum dirigé contre une spécificité donnée (par ex. anti-HLA-B8), qui est mis au contact des cellules à analyser (habituellement des lymphocytes). L'addition de complément va provoquer la lyse des cellules reconnues, et ceci pourra être visualisé en colorant les cellules avec du bleu trypan qui marque les cellules mortes (Fig. 5.11, à droite).

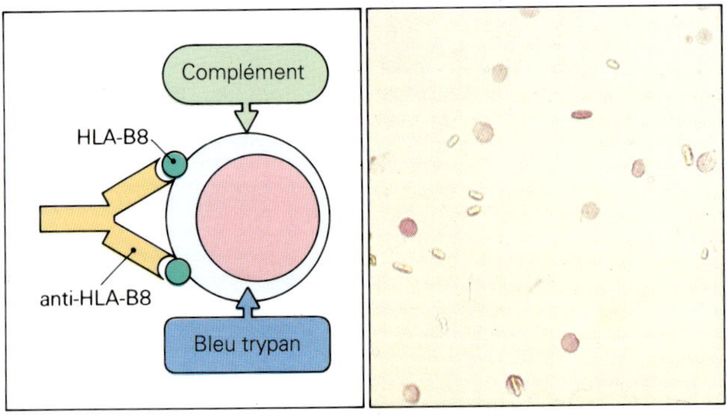

Fig. 5.11 Le typage tissulaire par sérologie.

Les **sérums** utilisés pour le typage, spécifiques pour une molécule du CMH particulière, étaient préparés en immunisant des individus avec des cellules allogéniques et en adsorbant le sérum obtenu sur les spécificités indésirables. Nous disposons actuellement d'anticorps monoclonaux dirigés contre tous les déterminants.

Spécificités publiques et privées. Les anticorps préparés contre les structures de base des molécules du CMH réagissent souvent avec plusieurs antigènes codés par le CMH ; ils reconnaissent des spécificités publiques. Les anticorps qui ne reconnaissent qu'une molécule codée par un CMH donné sont dirigés contre des spécificités privées.

La **culture** ou la **réaction mixte lymphocytaire** (**MLC / MLR**, "mixed lymphocyte culture / reaction") est une technique de typage des cellules, dans laquelle les lymphocytes de différents individus sont cocultivés. Si les cellules sont différentes, elles répondent en proliférant. L'épreuve peut être réalisée soit de façon bidirectionnelle (chaque lot de cellules réagit contre l'autre), soit unidirectionnelle dans laquelle les cellules stimulantes sont traitées de façon à ne pas pouvoir répondre. Seules les cellules répondeuses vont proliférer. Dans l'exemple décrit ci-dessous, les cellules à typer Dw3,7 réagissent contre les cellules stimulantes Dw4,4 (cellules de typage), alors que les autres cellules à typer Dw4,7 présentent un haplotype commun avec les cellules de typage et ne répondent pas. L'absence de réponse indique que les cellules à typer partagent une spécificité avec les cellules de typage.

Les **cellules de typage homozygotes** sont des cellules homozygotes au CMH, ayant donc deux haplotypes identiques. Les cellules de typage humaines proviennent souvent d'enfants issus de mariages entre cousins.

Les **déterminants activant les lymphocytes** (Lads, "lymphocyte activating determinants") sont les déterminants de la surface des cellules qui induisent une MLR. Ce sont essentiellement les molécules du CMH de classe II.

La méthode du lymphocyte sensibilisé (PLT, "primed lymphocyte test"). C'est une technique de MLC très sensible. Les cellules à typer sont mélangées avec des lymphocytes préalablement sensibilisés à un Lad particulier par des cellules de typage homozygotes. Les cellules sensibilisées (et non pas les cellules à typer !) prolifèrent vivement si les cellules à typer portent le même Lad que les cellules de typage homozygotes.

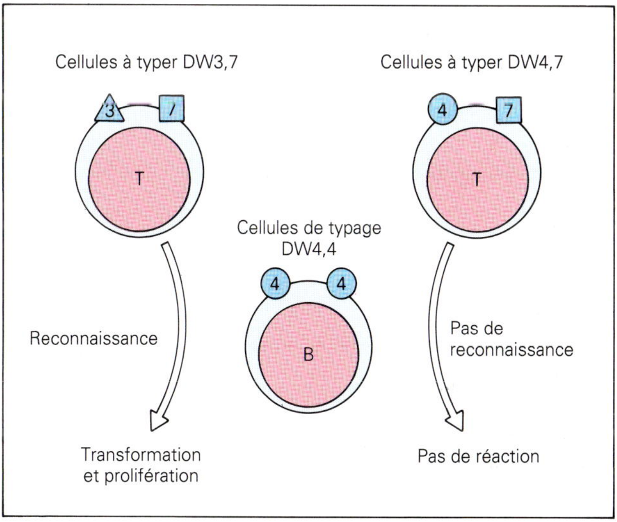

Fig. 5.12 Le typage tissulaire par la réaction mixte lymphocytaire.

LES SPÉCIFICITÉS ALLOANTIGÉNIQUES HLA

De nombreux variants génétiques ont été identifiés au loci de classe I et de classe II, par le séquençage du génome. Seule une fraction de ces variants peut être caractérisée par les techniques de typage tissulaire, soit parce qu'ils n'induisent pas d'alloanticorps, soit parce qu'ils ne sont pas reconnus en MLR. Une nomenclature complète d'un haplotype du CMH doit indiquer la désignation du gène et la description des spécificités qui lui sont associées. Par exemple, le variant DRB1*0406 est localisé au niveau du locus HLA-DR et affecte le gène B1 codant pour la première des chaînes DR-β de cet haplotype. Il produit une molécule qui exprime la spécificité DR4 (04..) et est le sixième variant de ce type déjà décrit (..06). La figure 5.13 donne la liste des variants identifiés par le typage tissulaire. Les nombres entre parenthèses se réfèrent à l'ancienne nomenclature.

Loci de classe I			Loci de classe II		
HLA-A	HLA-B	HLA-C	HLA-DP	HLA-DQ	HLA-DR
A1	B7	Cw1	DPw1	DQw5 (w1)	DR1
A2	B8	Cw2	DPw2	DQw6 (w1)	DR'BR'
A3	B13	Cw3	DPw3	DQw2	DRw15(2)
All	B14	Cw5	DPw4	DQw7 (w3)	DRw16 (2)
A24 (9)	Bw65 (14)	Cw6	DPw5	DQw8 (w3)	DRw17 (3)
A25 (10)	Bw62 (15)	Cw7	DPw6	DQw9 (w3)	DRw18 (3)
A26 (10)	B18	Cw11	DP'Cp63'	DQw4	DR4
A29 (w19)	B27				DRw11 (5)
A30 (w19)	B35				DRw12 (5)
A31 (w19)	B37				DRw13 (w6)
A32 (w19)	B38 (16)				DRw14 (w6)
A33 (w19)	B39 (16)				DR7
Aw 68 (28)	Bw60 (40)				DRw8
Aw 69 (28)	B40				DR9
	Bw41				DRw10
	Bw42				DRw52a
	B44 (12)				DRw52b
	Bw46				DRw53
	Bw47				DRw15 (2)
	B49 (21)				DRw16 (2)
	B51 (5)				
	Bw52 (5)				
	Bw57 (17)				
	Bw58 (17)				

 Fig.5.13 Les variants HLA identifiés par typage tissulaire.

LA TRANSPLANTATION

Les greffes de tissus et les réactions immunitaires entre les cellules de différents individus peuvent être classées selon les combinaisons possibles de donneurs et de receveurs :

Xénogéniques / xénogreffes sont les réactions ou les greffes entre individus d'espèces différentes.
Allogéniques / allogreffes sont les réactions ou greffes entre des individus de la même espèce, mais différents du point de vue génétique (par ex. des animaux de différentes souches).
Syngéniques / isogreffes sont les réactions ou greffes entre individus identiques.
Les **autogreffes** sont réalisées avec les tissus du receveur.

Les **lois de la transplantation** établissent qu'un greffon sera accepté si le receveur partage des gènes d'histocompatibilité avec le donneur. Ainsi, dans les exemples ci-dessous, une souris de souche A accepte un greffon A, mais non un greffon d'origine B. La souris hybride (AxB)F1 accepte le greffon B, puisqu'il exprime des gènes B, mais la souris B rejette le greffon (AxB)F1 puisqu'elle n'exprime pas les gènes A.

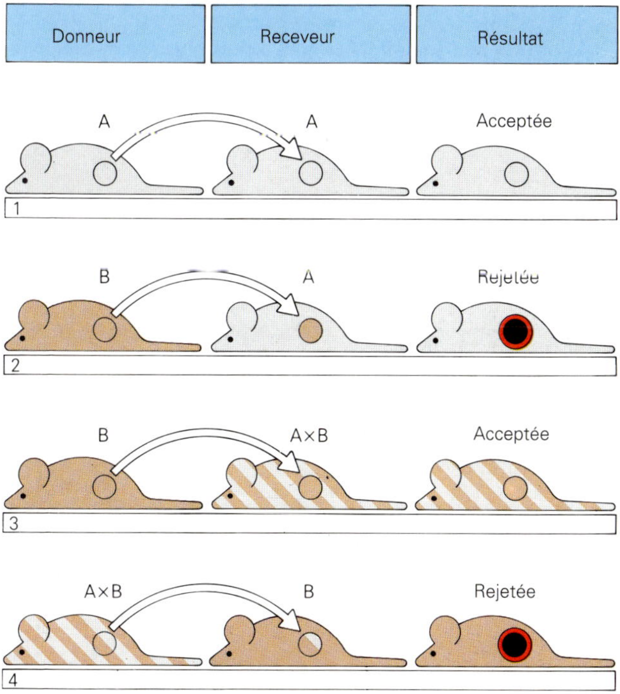

Fig. 5.14 Les lois de la transplantation.

L'**histocompatibilité** est la capacité d'un individu à accepter un greffon provenant d'un autre individu.

Les **gènes d'histocompatibilité** contrôlent le rejet de greffe. Un grand nombre de loci génétiques interviennent dans le rejet, mais le CMH est le plus important. Bien que le CMH ait été identifié à travers son rôle dans le rejet de greffe, ce n'est pas sa fonction physiologique.

Les **loci mineurs d'histocompatibilité** codent pour des molécules variables qui induisent un rejet de greffe moins violent. Il y en a au moins 30 chez la Souris, H-1, H-3, etc...(Le H-2 est le CMH de la Souris). Chez l'Homme, même dans des individus compatibles (par ex. entre frères ou soeurs), on peut observer des rejets de greffe, probablement dus à des différences au niveau des loci codant pour les antigènes mineurs. Les réactions induites par ces antigènes peuvent habituellement être supprimées, contrairement aux réactions induites par le CMH.

Le **H-Y** est un antigène d'histocompatibilité monomorphe codé par le chromosome Y (mâle). Quand une souris femelle subit une greffe de peau d'un mâle de la même souche, elles peut reconnaître cet antigène et rejeter le greffon, alors que les mâles acceptent les greffons des femelles.

Les **antigènes de transplantation** sont des alloantigènes de la surface cellulaire reconnus par les cellules T. Les molécules codées par le CMH sont particulièrement importantes dans l'induction du rejet. Il semble que le rejet contrôlé par les différences aux loci des antigènes mineurs soit dû à la présentation de variants alléliques par les molécules du CMH du greffon.

Les rejets de "première" et de "seconde intention". Les réactions immunitaires conduisant au rejet de greffe présentent les caractéristiques

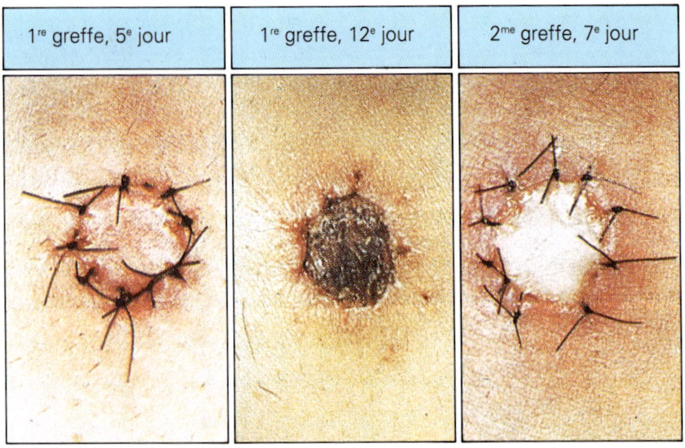

 Fig. 5.15 Le rejet de greffe est un phénomène à mémoire.

classiques de mémoire et de spécificité. Par exemple, une allogreffe de peau chez l'Homme est normalement rejetée en 10 à 14 jours (rejet de "première intention"). Une seconde allogreffe provenant du même individu (ou d'un tissu du même type) sera rejetée plus rapidement, en 5 à 7 jours (rejet de "seconde intention").

Les **réactions de rejet** sont induites par les cellules Th du receveur qui reconnaissent les molécules du CMH étrangères. Les cellules mononucléées infiltrant le greffon sont alors activées, endommageant celui-ci. D'autre part, les cellules Tc peuvent reconnaître les alloantigènes du CMH de classe I sur les cellules du greffon et les tuer, comme elles tuent les cellules infectées.

Les **cellules passagères** sont des leucocytes du donneur présents dans les tissus greffés. On pense qu'elles sont importantes dans la sensibilisation des cellules Th vis-à-vis des antigènes du donneur, dans la mesure où elles expriment des molécules du CMH de classe II, et puisqu'elles peuvent migrer dans le système lymphatique de l'hôte.

"Crossmatch" ou épreuve de compatibilité directe. Pour éviter le rejet de greffe, les tissus des donneurs et des receveurs sont typés. Les compatibilités pour les groupes sanguins ABO sont analysées, et quand c'est possible pour les spécificité du HLA de classe I ou II. Plus les spécificités entre donneur et receveur sont partagées, plus les chances de survie du greffon sont grandes.

Les **tissus privilégiés**. Certains tissus, tels que le foie, n'induisent que de faibles réactions immunes. L'une des explications possibles est que ces tissus n'expriment que peu d'antigènes du CMH.

Les **sites privilégiés** sont des zones où les greffons sont isolés du système immunitaire. Par exemple la cornée étant exclue du réseau lymphatique, les allogreffes de cornée sont souvent incapables de sensibiliser le receveur.

Les **rejets hyperaigu, aigu, et chronique** sont les différentes formes que prend le rejet d'organes tels que le rein. Le rejet hyperaigu intervient dans les minutes qui suivent l'implantation et est dû à la présence d'anticorps pré-existants dirigés contre le greffon. Le rejet aigu survient dans les deux semaines suivant la greffe, et résulte d'une sensibilisation préalable du receveur aux antigènes d'histocompatibilité du donneur. Le rejet chronique apparaît plus tardivement comme conséquence de la sensibilisation progressive aux antigènes du greffon. Ceci peut aussi se produire à l'interruption d'un protocole d'immunosuppression par suite d'une infection.

La réaction/maladie du greffon contre l'hôte ("graft versus host reaction/disease", GvHR, GvHD). Lorsque les cellules du donneur sont des cellules immunocompétentes (dans le cas d'une greffe de moelle osseuse par exemple), elles peuvent reconnaître et réagir contre les tissus du receveur, soit parce que celui-ci est immunosupprimé, soir parce qu'il ne peut réagir contre les cellules allogéniques. Les cellules Th du donneur peuvent recruter les macrophages et les provoquer à causer des lésions tissulaires, en particulier dans la peau, l'épithélium intestinal et le foie.

LES ASSOCIATIONS CMH - MALADIES

En pratique, chaque maladie impliquant une réaction immunitaire est associée à un haplotype particulier du CMH. Par exemple, les individus exprimant les molécules de classe I HLA-B27 sont 90 fois plus susceptibles de développer une spondylarthrite ankylosante que les individus ne portant pas cet allèle. Le tableau de la page opposée décrit certaines de ces maladies présentant une association étroite avec tel ou tel haplotype du CMH. Ces associations sont dues à deux facteurs essentiels au bon fonctionnement du système immunitaire : 1) les molécules du CMH sont très polymorphes, c'est-à-dire qu'elles varient selon les loci et les individus ; et 2) les molécules du CMH sont au cœur de la présentation de l'antigène. Le corollaire de ces deux observations est que des molécules du CMH différentes peuvent être plus ou moins efficaces dans la présentation des différents peptides antigéniques aux cellules T - certains haplotypes induisant une réponse intense, alors que d'autres ne stimulent que faiblement le système. Il faut noter que les molécules de classe II du CMH ont d'abord été caractérisées comme les produits des gènes de réponse immune (Ir). Dans la mesure où les gènes du CMH contrôlent la capacité à développer une réponse immune, ils peuvent aussi partiellement contrôler la susceptibilité à une maladie particulière, chaque fois que le système immunitaire est mis à contribution.

Le **risque relatif** est le risque de développer une maladie lorsqu'un haplotype donné est exprimé, comparé au même risque lorsqu'il est absent. Un risque relatif supérieur à 1 indique que cet haplotype est plus fréquemment rencontré chez les patients que chez les individus normaux. Par opposition, un risque relatif inférieur à 1 décrit un effet protecteur.

Une **liaison génétique** peut se produire entre des groupes de gènes localisés sur le même chromosome, tels que le complexe HLA. Sauf si une recombinaison entre les chromosomes paternels et maternels intervient, un complexe de gènes liés est normalement hérité en bloc. Certaines maladies, telle que la narcolepsie, présentent une très forte association au CMH, bien que n'ayant pas de composante immunologique. Ceci est probablement dû à une liaison entre un haplotype particulier du CMH et le gène contrôlant réellement la maladie.

Le **déséquilibre de liaison** décrit le fait que certains gènes sont associés à une fréquence plus élevée que ne le prédit le hasard, c'est-à-dire à une fréquence plus grande que le produit des fréquences de chacun des gènes de la paire considérée. Il y a deux hypothèses pour expliquer ceci : 1) l'héritage en bloc des gènes procure un avantage sélectif ; ou 2) les 2 gènes sont apparus ensemble par hasard, mais depuis un temps trop court (du point de vue de l'évolution) pour qu'ils se soient séparés. Un certain nombre de molécules du CMH sont liées, par exemple, HLA-A1 avec HLA-B8 et HLA-A3 avec HLA-B7. En conséquence, si l'une de ces molécules est associée avec une maladie, n'importe lequel des haplotypes liés le sera aussi, sans que pour cela il ne contribue lui-même à l'association avec cette maladie.

Maladie	Haplotypes	Risque relatif*
Polyarthrite rhumatoïde	DR4	5,8
	DR3	5,0
	DR3 & DR4	14,0
Arthrite rhumatoïde juvénile	B27	4,5
Spondylarthrite ankylosante	B27	90,0
Syndrome de Reiter	B27	33,0
Arthrite réactionnelle (post-schigellose)	B27	20,7
Arthrite réactionnelle (post-salmonellose)	B27	17,6
Maladie de Graves	DR3	3,5
	B35	5,0
Thyroïdite de Hashimoto	DR3	2,6
Diabète insulinodépendant	DR3	5,7
Maladie d'Addison	DR3	8,8
Sclérose en plaques	DR2	3,8
Myasthénie	B8	3,4
	DR3	3,0
Psoriasis	B37	6,4
	B13	4,7
	B17	4,7
	Cw6	13,3
Dermatite herpétiforme	B8	8,7
	DR3	56,4
Syndrome de Goodpasture	DR2	13,1
Hépatite chronique active	B8	9,0
	DR3	13,9
Maladie cœliaque	B8	8,3
	Dw3	10,9
Hémochromatose	A3	8,2
	B14	4,7

Fig. 5.16 Les associations HLA-maladies (chez les Caucasoïdes européens)

* les valeurs précises varient selon les études.

Techniques immunologiques

6

DOSAGES D'UN ANTIGÈNE OU D'UN ANTICORPS

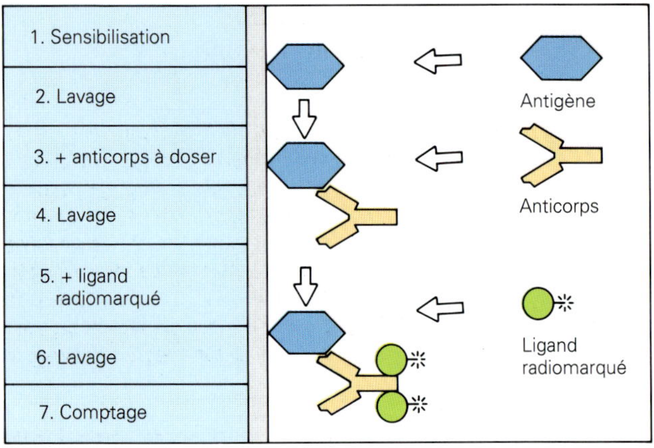

Fig. 6.1 Le dosage radio-immunologique

Les **dosages radio-immunologiques** (**RIA**, "radioimmunoassay") comprennent un certain nombre de techniques utilisant des réactifs radiomarqués pour détecter l'antigène ou l'anticorps. L'anticorps peut être dosé en utilisant des plaques sensibilisées avec l'antigène. L'anticorps à analyser est déposé puis est dosé par l'addition d'un ligand radiomarqué spécifique pour cet anticorps. La quantité de ligand lié à la plaque est proportionnelle à la quantité d'anticorps fixé.

Les **conjugués** sont produits par la liaison covalente de 2 molécules. Les ligands utilisés pour les dosages radio-immunologiques sont soit des immunoglobulines, soit la protéine A, couplées à l'iode 125.

La **protéine A** et la **protéine G** sont des composants de la paroi du staphylocoque qui se lient spécifiquement aux IgG (Fc) de la plupart des espèces. Le site de liaison est situé entre Cγ2 et Cγ3.

Le **RAST** ("radioallergosorbent test") est une forme adaptée du RIA permettant de détecter les IgE spécifiques pour un antigène, cet antigène (allergène) étant fixé de façon covalente sur des disques de cellulose. La liaison de l'IgE spécifique est mise en évidence à l'aide d'anticorps anti-IgE radiomarqués.

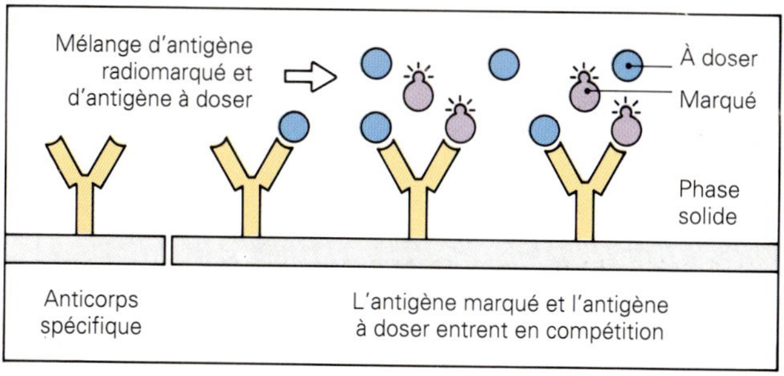

Fig. 6.2 Dosage radio-immunologique par compétition.

Le **dosage radio-immunologique par compétition** est le dosage radio-immunologique classiquement utilisé pour détecter un antigène. L'anticorps spécifique est adsorbé sur une phase solide, et un mélange contenant l'antigène à doser (non marqué) et l'antigène marqué (à une concentration connue) est ajouté. Les molécules d'antigène marquées ou non vont entrer en compétition pour les sites de liaison de l'anticorps. La quantité d'antigène radiomarqué qui se fixe est inversement proportionnelle à la quantité d'antigène présent dans le mélange à doser. Des courbes d'étalonnage sont réalisées à l'aide de quantités connues d'antigène non marqué. Ce dosage est fréquemment utilisé pour doser des hormones.

Le **RIST** ("radioimmunosorbent test") est un dosage RIA par compétition des IgE sériques dans lequel la plaque est sensibilisée avec des anticorps anti-IgE.

Les **dosages radio-immunologiques par capture** utilisent l'anticorps ou l'antigène liés à la phase solide pour isoler les molécules de la solution à doser, avant de les détecter à l'aide de réactifs radiomarqués. Par exemple, des anticorps anti-IgM liés à une phase solide peuvent capturer les IgM de la solution à doser, et parmi ces molécules, les IgM spécifiques d'un antigène donné peuvent être révélées par l'addition de cet antigène marqué. Ce dosage peut être modifié en vue de détecter un antigène capturé sur une phase solide par des IgG et identifié à l'aide d'anticorps radiomarqués.

Les **dosages radio-immunologiques en sandwich** sont utilisés pour détecter des anticorps. L'anticorps à doser sert de pont entre un antigène non marqué adsorbé sur la phase solide et un antigène radiomarqué en solution. L'antigène marqué ne se fixe sur la phase solide qu'en présence de l'anticorps spécifique.

L'**IRMA** ("immunoradiometric assay") permet de quantifier un antigène. A l'antigène à doser, on ajoute un large excès d'anticorps spécifique radiomarqué. Une partie de celui-ci sera fixé par l'antigène et donc incapable de se lier à l'antigène fixé sur une phase solide. La radioactivité de la solution (correspondant à la quantité d'anticorps radiomarqué restant en solution) est proportionnelle à la quantité d'antigène à doser.

L'**essai de Farr** utilise des antigènes radiomarqués pour détecter les anticorps spécifiques. L'anticorps à doser est d'abord mélangé avec l'antigène marqué, puis les immunoglobulines sont précipitées par différentes méthodes : soit en ajoutant des staphylocoques (exprimant de la protéine A dans leur paroi), soit du sulfate d'ammonium, ou du polyéthylène glycol. La quantité d'antigène précipité est proportionnelle à la quantité d'anticorps spécifique. On peut aussi utiliser des anticorps anti-Fc pour précipiter les anticorps à doser. Ces anti-Fc peuvent être spécifiques d'une classe ou d'une sous-classe, ce qui permet de mesurer la quantité d'anticorps d'un certain isotype.

L'**ELISA** ("enzyme linked immunosorbent assay") est utilisé pour détecter des anticorps. L'antigène est adsorbé sur une phase solide et l'anticorps à doser est ajouté comme dans le cas du dosage radio-immunologique. Le ligand est ici une enzyme liée à une molécule spécifique pour l'anticorps. La peroxydase ou la phosphatase sont les plus largement utilisées. Dans l'étape finale, on ajoute un substrat chromogène qui est dégradé par l'enzyme en un produit coloré. La densité optique est mesurée après un temps déterminé, elle est proportionnelle à la quantité d'enzyme, qui elle-même est proportionnelle à la quantité d'anticorps fixé. Ce dosage, quoique généralement moins sensible que le RIA, présente l'avantage de la stabilité et de l'innocuité des réactifs.

L'**EMIT** ("enzyme-modulated immuno test") est un ensemble de dosages immunoenzymatiques permettant de doser un antigène, réalisés en phase homogène. L'antigène est couplé à une enzyme de telle sorte que la liaison d'un anticorps spécifique altère l'activité enzymatique. Le conjugué enzyme-antigène entre en compétition avec l'antigène libre (à doser) vis-à-vis de l'anticorps spécifique (voir le dosage radio-immunologique par compétition). Dans ce dosage, il n'est pas nécessaire de séparer l'antigène lié de l'antigène libre.

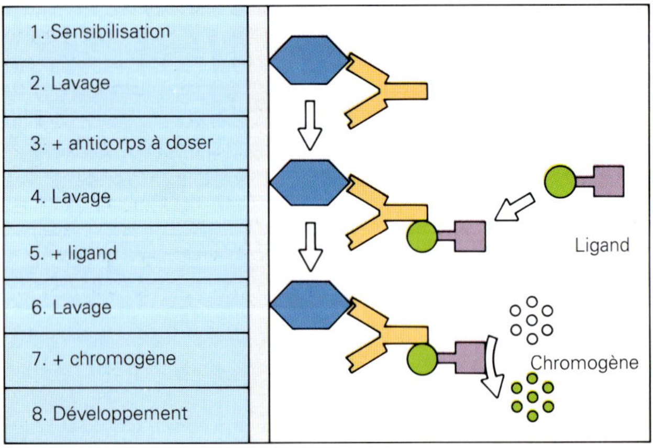

 Fig. 6.3 Dosage immunoenzymatique.

Le **FIA** ("fluorescence immunoassay") est analogue au RIA, mais utilise des réactifs fluorescents en remplacement des ligands radioactifs. L'avantage de cette méthode est l'instantanéité de la détection, mais certains problèmes peuvent apparaître, en particulier la fluorescence intrinsèque du matériel à analyser, ou encore la disponibilité des réactifs. Certains réactifs fluorescents ne répondent pas de la même façon selon qu'ils sont libres ou liés à un anticorps. Dans ce cas, il n'est pas nécessaire de séparer les fractions liées et libres du réactif. Les méthodes utilisant ces principes sont les suivantes :

L'**extinction de fluorescence** ("quenching") est la réduction de la fluorescence émise par un anticorps (ou un antigène) lorsqu'il est complexé. Par exemple, un haptène, qui absorbe à 350nm est lié à un anticorps. Si celui-ci, excité à 280nm, réémet normalement à 350nm, la liaison de l'haptène entraîne une diminution de la fluorescence.

L'**augmentation de fluorescence** peut s'observer pour certains haptènes lorsqu'ils sont liés à un anticorps. L'énergie absorbée par l'anticorps est réémise avec la longueur d'onde caractéristique de l'haptène.

La polarisation de fluorescence. Si une lumière polarisée excite une molécule fluorescente, elle est absorbée et réémise après un temps très court durant lequel la molécule peut bouger. De ce fait, la lumière réémise n'est plus parfaitement polarisée. Si cette molécule est liée à un anticorps, sa liberté de mouvement est moindre, ce qui permet à la lumière réémise de conserver sa polarisation .

Ces propriétés des réactifs fluorescents peuvent être utilisées pour déterminer l'affinité ou l'avidité des anticorps. Pour calculer une l'affinité il faut que la réaction de l'anticorps avec l'antigène atteigne un certain équilibre. Dans la mesure où l'on peut mesurer les concentrations des réactifs fluorescents libres ou liés sans les séparer, on évite de troubler les conditions de l'équilibre par la séparation elle-même. Malheureusement, les réactifs fluorescents ne sont disponibles que pour un nombre restreint d'antigènes ou d'anticorps.

La **dialyse à l'équilibre** est une méthode permettant de mesurer l'affinité d'un anticorps. Celui-ci, ainsi que l'antigène (dialysable), ou l'haptène sont placés dans des chambres séparées par une membrane. On attend que la concentration en antigène libre soit la même dans les 2 chambres (équilibre). Les concentrations en antigène libre ou lié sont mesurées. L'affinité moyenne (K_0) est définie comme l'inverse de la concentration en antigène libre quand la moitié des sites anticorps sont occupés ; ainsi pour une IgG, qui a 2 sites, l'affinité K_0 est égale à $1/[Ag_{libre}]$.

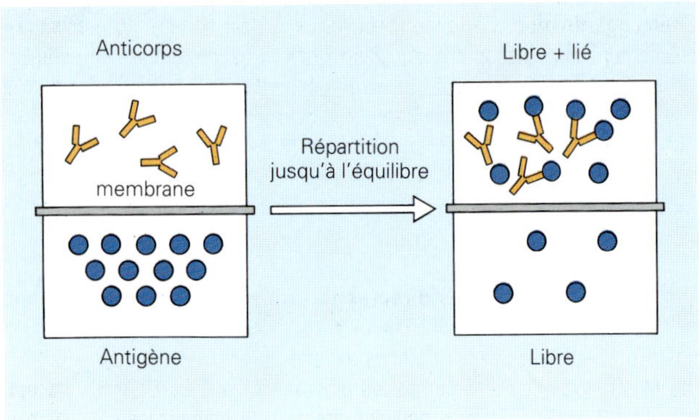

Fig. 6.4 La dialyse à l'équilibre.

L'équation de **Scatchard** est l'équation générale qui permet de déterminer l'affinité d'un anticorps. Elle est de la forme $r/[Ag_{libre}] = nK-rK$, dans laquelle r est le nombre de sites anticorps occupés (c'est-à-dire en fait la concentration de l'antigène lié), n est la valence de l'anticorps et K est la constante d'affinité. La courbe $r/[Ag_{libre}] = f(r)$ a pour pente -K et coupe l'axe des r au point où tous les sites anticorps sont occupés, c'est-à-dire à n, la valence de l'anticorps.

L'équation de **Langmuir** ($1/r = 1/nK*1/[Ag_{libre}] + 1/n$) est une autre formule qui peut être utilisée pour déterminer l'affinité (K_0) et le nombre de sites anticorps disponibles (n), en traçant la courbe $1/r=f(1/[Ag_{libre}]$.

L'équation de **Sips** ($\log r/(n-r) = a \log[Ag_{libre}] + a \log K_0$) peut être utilisée pour calculer l'affinité K_0 et l'hétérogénéité d'une population de molécules anticorps. La courbe $\log r/(n-r) = f(\log[Ag_{libre}])$ est une droite de pente a, qui est une mesure de l'hétérogénéité de l'affinité de liaison.

La **méthode de dissociation en milieu chaotrope** est utilisée pour mesurer l'hétérogénéité des affinités des anticorps dans le sérum, par exemple. Les complexes immuns sont dissociés dans des tampons de force ioniques variables, à un pH haut ou bas, ou dans des réactifs chaotropes. Les anticorps de faible affinité se dissocient en présence des réactifs de plus faible force ionique.

L'hémagglutination. Ce terme recouvre un certain nombre de techniques basées sur l'agglutination des globules rouges et qui permettent de détecter des anticorps. L'antigène peut être un antigène du globule rouge, ou n'importe quel antigène (antigène sensibilisant) chimiquement lié à la surface cellulaire. L'anticorps est dilué dans des puits auxquels les érythrocytes sont ajoutés. Si l'anticorps est présent, les cellules sont agglutinées et apparaissent comme un tapis au fond du puits. S'il n'y a pas d'anticorps, elles roulent sur la pente douce du puits pour former un culot.

Les **épreuves de Coombs directes et indirectes** sont les premières hémagglutinations qui ont permis de détecter des anticorps dirigés contre les antigènes érythrocytaires. Le Coombs direct permet d'identifier des anticorps capables d'agglutiner eux-mêmes les globules rouges. Le Coombs indirect détecte des anticorps qui ne peuvent directement agréger les cellules (par exemple, à cause d'une trop faible densité antigénique). L'agglutination nécessite l'addition d'un anticorps anti-immunoglobulines.

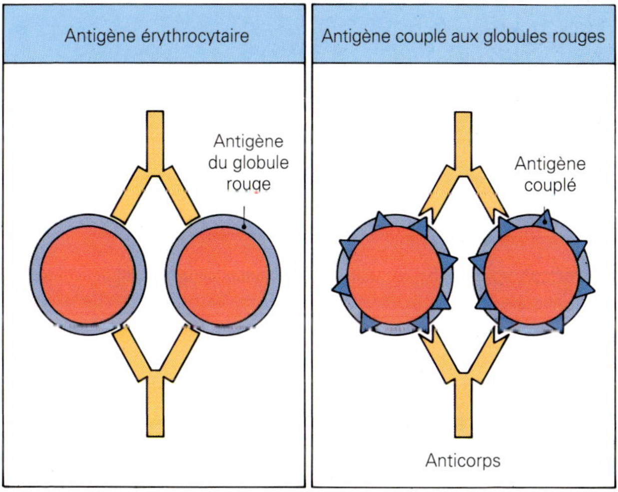

Fig. 6.5 L'hémagglutination

L'épreuve de **déviation du complément** permet de détecter des anticorps (ou des antigènes). L'anticorps à doser est mélangé avec l'antigène en présence d'une faible quantité de complément actif. La présence d'anticorps induit la formation de complexes immuns et la fixation du complément sur ces complexes. L'absence d'anticorps permet de conserver la même quantité de complément disponible. Ce complément actif est détecté par l'addition de globules rouges sensibilisés par des anticorps (EA, "erythrocyte-antibody"), qui seront lysés en présence de complément. (Pour détecter la présence d'un antigène, c'est l'anticorps spécifique qui est mélangé avec la solution à doser et le complément).

Les réactions de précipitation. Quand un antigène et un anticorps réagissent à une concentration proche de leur point d'équivalence, ils forment très souvent un précipité. Si cette réaction prend place dans un milieu semi-solide, tel qu'un gel d'agar, des arcs de précipitation vont apparaître, qui peuvent être utilisés pour identifier les composants d'un mélange complexe.

L'**immunodiffusion double (Ouchterlony)** est une méthode utilisée pour différencier des antigènes dans un mélange. Les réactifs (antigène et anticorps) sont déposés dans des puits creusés dans le gel et migrent l'un vers l'autre. Les arcs de précipitation peuvent être de 3 types. Deux arcs qui fusionnent indiquent une identité entre les antigènes. Si les arcs sont indépendants, les antigènes reconnus ne sont pas identiques. Enfin, si les arcs fusionnent mais en formant un éperon, les antigènes sont partiellement identiques, l'un d'eux présentant des épitopes absents sur l'autre.

L'**électrosynérèse (ou électrophorèse à contre-courant)** utilise un champ électrique pour forcer antigènes et anticorps à migrer l'un vers l'autre. C'est une technique plus sensible que l'immunodiffusion double.

L'**immunodiffusion radiale simple (Mancini)** permet de quantifier les anticorps. La solution d'anticorps à doser est déposée dans des puits creusés dans un gel contenant l'antigène. Les anticorps diffusent dans le gel et forment des anneaux de précipitation quand les concentrations relatives des deux éléments sont proches du point d'équivalence. La surface du disque est proportionnelle à la concentration en anticorps. La concentration en antigène d'une solution peut être mesurée de la même manière en utilisant un gel contenant l'anticorps.

L'**électrophorèse en fusée** est une modification de la technique de Mancini dans laquelle on soumet les antigènes à une électrophorèse dans un gel contenant l'anticorps. Le pH du gel est choisi de telle sorte que les anticorps soient immobiles. Les antigènes migrent vers l'anode, formant un arc de précipitation en forme de fusée, la hauteur de la fusée étant proportionnelle à la concentration en antigène.

L'**immunoélectrophorèse (IEP)** est une technique dans laquelle les antigènes en mélange sont d'abord séparés dans un champ électrique en fonction de leur charge, puis précipités par un antisérum déposé dans une gouttière parallèle à l'axe de migration électrophorétique.

L'**électrophorèse croisée (Laurell)** sépare d'abord les antigènes selon leur charge dans un champ électrique (première dimension). Puis les antigènes sont soumis à une seconde électrophorèse dans un gel contenant l'anticorps, perpendiculairement à la première séparation (seconde dimension). L'aire que définit chacun des arcs de précipitation est proportionnelle à la concentration de l'antigène considéré. Cette technique permet de quantifier les différentes formes d'un même antigène (par ex. C3 et C3c), ayant des épitopes communs, mais des charges différentes.

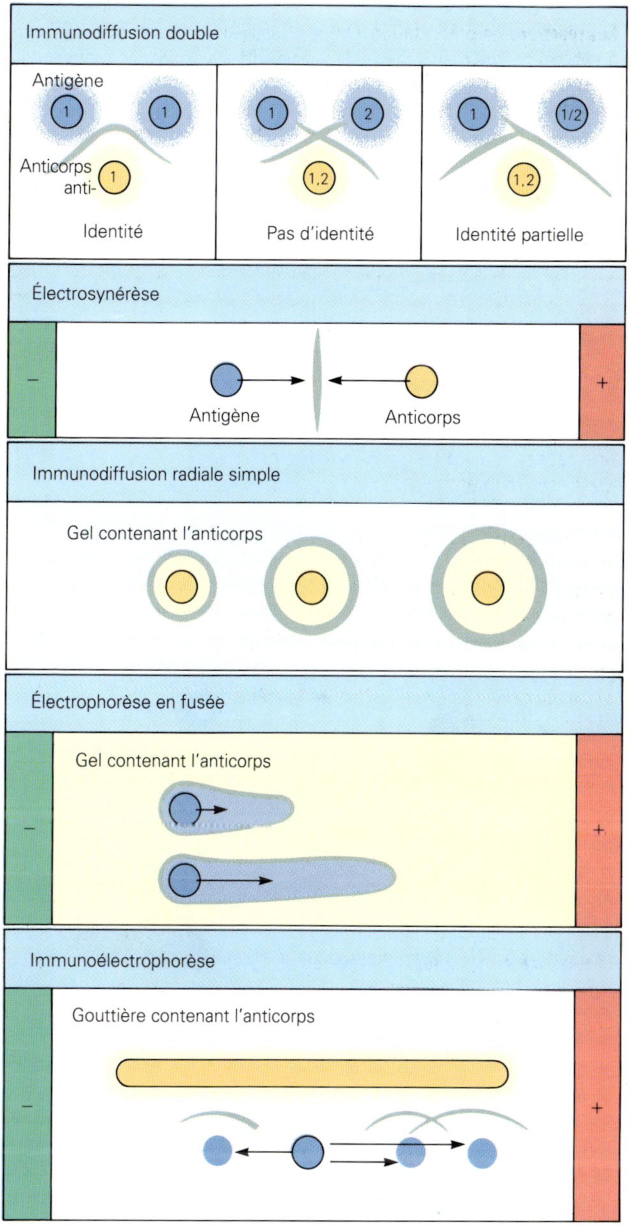

Fig.6.6 Les techniques d'immunoprécipitation permettant d'identifier les antigènes et les anticorps.

L'**immunoadsorption** permet d'éliminer spécifiquement certains anticorps d'une solution, par l'addition de l'antigène correspondant en phase solide.

Les **immunoadsorbants** (antigènes ou anticorps en phase solide) peuvent être des cellules, un précipité (molécules d'antigène associées chimiquement), ou un support solide sur lequel on a couplé une protéine.

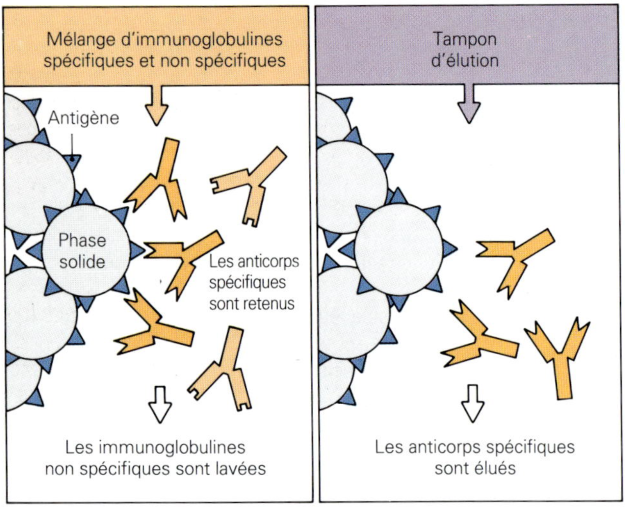

Fig. 6.7 La chromatographie d'affinité.

La **chromatographie d'affinité** permet de purifier des anticorps. Une colonne est préparée en couplant de façon covalente l'antigène sur un support solide inerte (billes de dextrane, par exemple). La solution contenant l'anticorps est déposée sur la colonne dans un tampon neutre. Les anticorps spécifiques se lient à l'antigène, alors que les immunoglobulines non spécifiques et les autres protéines sont éliminées. L'utilisation d'un tampon à pH élevé ou faible, contenant des agents dénaturants, permet de dissocier les liaisons antigène-anticorps et d'éluer les anticorps spécifiques. Le couplage d'un anticorps sur la phase solide permet de purifier un antigène.

Le **marquage d'affinité** permet d'identifier les acides aminés du paratope d'un anticorps donné, en le complexant à un haptène particulier. Ces haptènes possèdent une liaison très fortement réactive qui est activée par une lumière ultraviolette. Si l'haptène est complexé avec l'anticorps, ce groupe réactif attaque les acides aminés les plus proches, c'est-à-dire ceux du paratope. L'anticorps est alors dénaturé, et la localisation de l'haptène lié de façon covalente est déterminée.

L'**immunofluorescence** est une méthode générale permettant d'identifier les antigènes dans les sections de tissus ou sur les cellules, ou d'identifier les anticorps dirigés contre ces antigènes.

L'immunofluorescence directe. L'anticorps est couplé de façon covalente à une molécule fluorescente, telle que la fluorescéine ou la rhodamine, puis est incubé avec les cellules ou la section de tissu congelé. L'anticorps se lie à l'antigène et est visualisé par microscopie sous une lumière ultraviolette.

L'immunofluorescence indirecte. Dans cette technique, la section ou les cellules sont incubées avec l'anticorps à analyser, qui est visualisé par l'addition d'un second anticorps anti-immunoglobulines fluorescent. L'amplification due à ce second anticorps augmente la sensibilité de l'essai. Par ailleurs, l'utilisation de réactifs spécifiques d'une classe ou d'une sous-classe permet d'identifier un isotype particulier dans l'anticorps à analyser. Cette technique est particulièrement intéressante pour identifier les anticorps dirigés contre des antigènes tissulaires. Dans l'exemple donné ci-dessous, des anticorps dirigés contre les ilôts de Langerhans sont détectés dans un sérum de patient diabétique en utilisant une section de tissu pancréatique.

Le **"capping"** est le phénomène que l'on observe quand les anticorps reconnaissent et agrègent les antigènes présents à la surface des cellules vivantes. Les antigènes se regroupent à un pôle de la cellule, avec l'apparence d'une calotte fluorescente. Cette coiffe ("cap") est alors internalisée. Le traitement des cellules avec des inhibiteurs du métabolisme (par ex. l'azide de sodium) bloque le "capping".

Le **"co-capping"** est une méthode utilisée pour déterminer si 2 antigènes de la surface cellulaire sont indépendants (formant ainsi des "caps" séparés) ou associés (auquel cas ils se regroupent en un seul cap, le "co-cap").

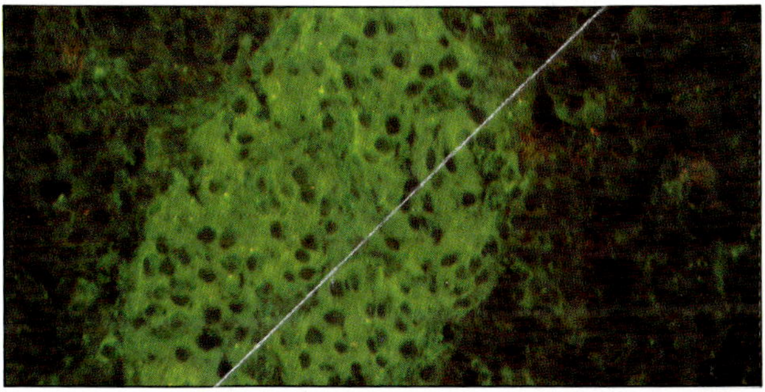

Fig. 6.8 Immunofluorescence : mise en évidence des autoanticorps dirigés contre les cellules des ilôts de Langerhans.

ISOLEMENT DES CELLULES

Les **gradients de Ficoll** sont utilisés pour séparer les cellules ayant différentes densités, et en particulier pour purifier les lymphocytes. Un échantillon de sang dilué est déposé à la surface du Ficoll et centrifugé. Les globules rouges et les polynucléaires sont plus denses que le Ficoll et sédimentent au fond du tube alors que les lymphocytes et certains macrophages restent à l'interface. Les macrophages peuvent être éliminés des populations de lymphocytes par adhérence, ou par phagocytose de particules de limaille de fer et déplétion des cellules phagocytaires avec un aimant.

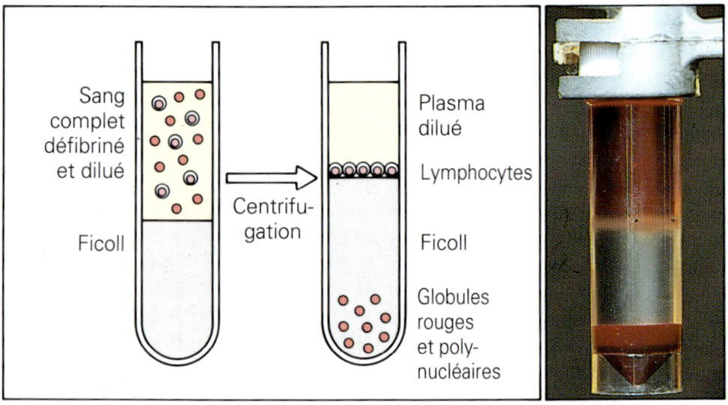

Fig. 6.9 Séparation des lymphocytes sur un gradient de Ficoll.

L'adhérence. Les macrophages adhèrent au plastique, ce qui permet de les éliminer des suspensions cellulaires en incubant celles-ci dans des boîtes de culture sur la surface desquelles ils vont s'attacher.

Le **"panning" ou adhérence spécifique** utilise des plaques recouvertes d'un anticorps ou d'un antigène. Le mélange cellulaire est déposé sur la plaque et les cellules ayant les récepteurs pour le réactif sensibilisant se fixent. Par exemple, les cellules exprimant un récepteur pour un antigène donné s'accrochent sur une plaque recouverte de cet antigène. Cette technique est souvent utilisée pour éliminer une sous-population de cellules. Dans certains cas, les cellules fixées peuvent être récupérées par un refroidissement violent ou par un traitement enzymatique.

L'**adhérence sur laine de nylon** est utilisée pour fractionner les lymphocytes de Souris. Dans les conditions physiologiques, les cellules B et les macrophages adhèrent à la laine de nylon, contrairement à la majeure partie des cellules T (seuls certains blastes T peuvent aussi adhérer). Les cellules B peuvent être séparées de la laine de nylon par le froid ou par l'utilisation d'un milieu sans sérum.

La méthode des **rosettes** permet d'isoler certaines cellules en les associant avec des globules rouges. Les lymphocytes entourés de globules rouges (formant des rosettes) peuvent être isolés par une sédimentation à travers un gradient de Ficoll.

Les rosettes E. Les cellules T humaines expriment des récepteurs pour les érythrocytes de Mouton (E) et forment donc des rosettes en présence de ces cellules. La séparation des cellules formant des rosettes permet leur purification.

Les rosettes EA. Les cellules exprimant des récepteurs pour le Fc des IgM ou des IgG peuvent être isolées en les incubant en présence de globules rouges sensibilisés avec un anticorps (EA, "erythocyte-antibody"). Celui-ci forme un pont entre le globule rouge et le récepteur pour le Fc, et les rosettes ainsi formées peuvent être isolées.

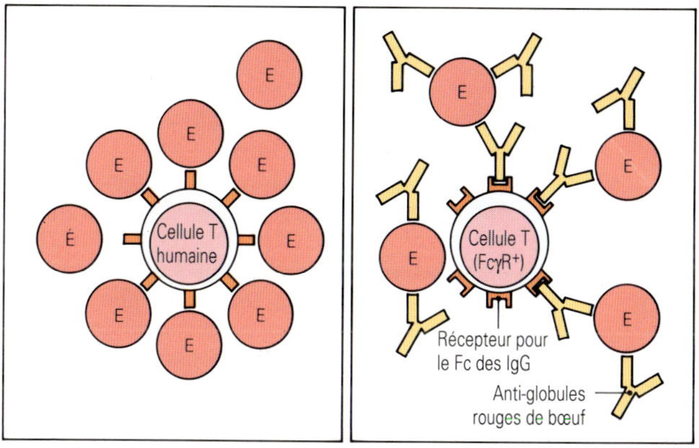

Fig. 6.10 Purification des cellules par la technique des rosettes.

Le **suicide par l'antigène** est utilisé pour éliminer les cellules spécifiques pour un antigène donné, en les incubant en présence de cet antigène fortement radioactif. Il tue les cellules qui le captent. Une modification de cette technique permet de tuer spécifiquement les cellules en prolifération en les incubant en présence de bromo-désoxyuridine. Le rayonnement ultraviolet active ce métabolite qui tue les cellules qui l'ont incorporé.

La lyse dépendante du complément. Une sous-population de cellules peut être sélectivement éliminée par un traitement avec un anticorps spécifique en présence de complément, qui est alors activé par la voie classique.

L'**analyseur-trieur de cellules (FACS,** "fluorescent activated cell sorter") est un appareil qui permet d'analyser la taille et l'intensité de fluorescence de chaque cellule prise individuellement après leur marquage par un anticorps fluorescent. Les cellules peuvent alors être triées selon les paramètres définis par le manipulateur.

CLONES ET LIGNÉES CELLULAIRES

Un **clone** est un ensemble de cellules qui descendent d'une seule cellule, et qui sont donc génétiquement identiques.

Une **lignée** est un groupe de cellules cultivées dans des conditions définies mais qui sont issues d'une population hétérogène. Il peut arriver qu'une lignée soit monoclonale.

Les **hybridomes** sont les cellules issues de la fusion de 2 types cellulaires différents. Le polyéthylène glycol et le virus de Sendai sont les agents fusionnants les plus utilisés. Une cellule d'hybridome et sa descendance possèdent des chromosomes provenant de chacun des partenaires de la fusion, certains de ces chromosomes pouvant être perdus au cours de l'évolution de la culture.

Les réponses immunitaires et les populations de molécules anticorps peuvent être décrites par différents termes selon le nombre de cellules impliquées. Elles sont **monoclonales, oligoclonales, ou polyclonales** selon qu'elles sont le produit d'un, de plusieurs ou de nombreux clones.

Les **anticorps monoclonaux** sont des anticorps homogènes produits par un seul clone de cellules. Ils sont normalement produits par des hybridomes, préparés en fusionnant des cellules spléniques de Souris ou de Rat immunisés contre l'antigène avec un myélome non sécrétant en présence de polyéthylène glycol (PEG). Les cellules fusionnées sont cultivées en milieu HAT, contenant de l'hypoxanthine, de l'aminoptérine et de la thymidine. L'aminoptérine bloque une voie métabolique qui peut être contournée par l'utilisation d'hypoxanthine et de thymidine exogènes. Les cellules de myélome, ne possédant pas cette voie de sauvegarde, meurent en milieu HAT. Les cellules spléniques normales meurent elles aussi en culture après 1-2 semaines. Seules les cellules issues de la fusion des 2 types cellulaires survivent, l'immortalité en culture leur étant apportée par le myélome, et la voie de sauvegarde par les cellules spléniques. Certaines de ces cellules hybrides sécrètent l'anticorps souhaité. Les surnageants sont analysés par une technique adéquate, et les cellules produisant l'anticorps attendu sont clonées. Les cellules B humaines peuvent être immortalisées par le virus d'Epstein-Barr.

Le **clonage par dilution limite** est une technique qui consiste à diluer par étapes et à mettre en culture une population de cellules de façon à obtenir des puits ne contenant qu'une seule cellule. La descendance de cette cellule sera considérée comme un clone.

Le **clonage en milieu semi-liquide** est réalisé en mettant en culture la population à cloner dans de l'agar semi-liquide, qui interdit tout mouvement aux cellules. Les colonies qui se développent autour d'une cellule unique sont récoltées par micromanipulation et amplifiées.

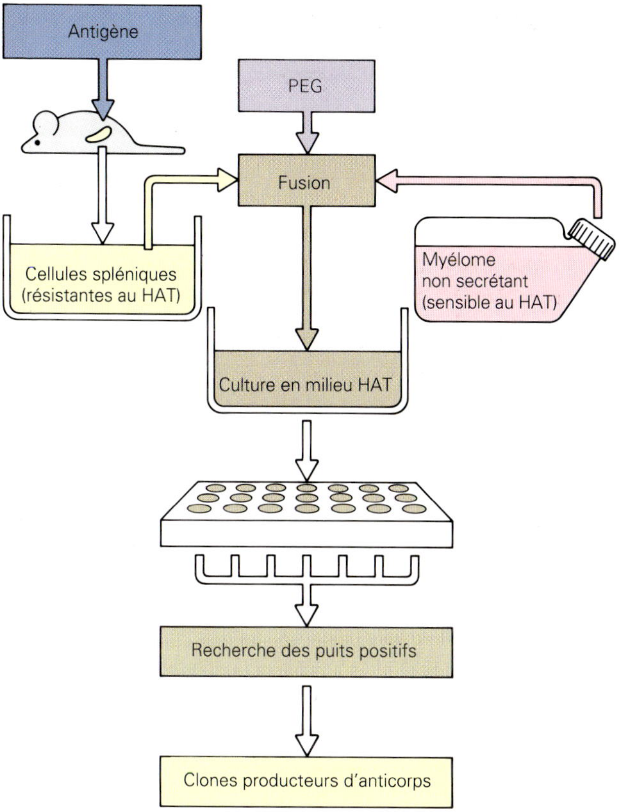

Fig.6.11 Production d'un anticorps monoclonal.

Les **lignées de cellules T** sont obtenues en cultivant une population de cellules T préalablement sensibilisées en présence de l'antigène et/ou de l'interleukine 2. L'antigène doit être présenté aux cellules T sous une forme adéquate, habituellement par des macrophages dont on a bloqué le métabolisme. L'activité des cellules T est mesurée par la technique de prolifération dépendante de l'antigène.

La **prolifération** est habituellement mesurée par l'incorporation de précurseurs de la synthèse de l'ADN ou de l'ARN radiomarqués (par exemple, l'uridine-^{125}I ou la thymidine tritiée. Le comptage de la radioactivité associée aux cellules est une mesure de l'incorporation de ces métabolites.

Le **collecteur de cellules** est un appareil qui aspire les cellules dans les puits, les dépose sur des filtres de papier et les lave pour éliminer les précurseurs radioactifs non incorporés.

Les **cellules formant plage (CFP)** sont les cellules produisant les anticorps qui sont détectées dans un système où chaque cellule provoque une zone de lyse (plage de lyse) dans une monocouche de globules rouges sensibilisés par l'antigène (voir Fig. 6.13).

Les **plages indirectes** permettent de quantifier les cellules productrices d'IgG spécifiques de l'antigène. Les lymphocytes à analyser sont mis au contact des globules rouges sensibilisés par l'antigène (cf. l'hémagglutination). Les anticorps produits par les plasmocytes spécifiques se fixent sur l'antigène couplé aux globules rouges. L'addition d'anti-IgG et de complément provoque l'activation du complément et la lyse des érythrocytes.

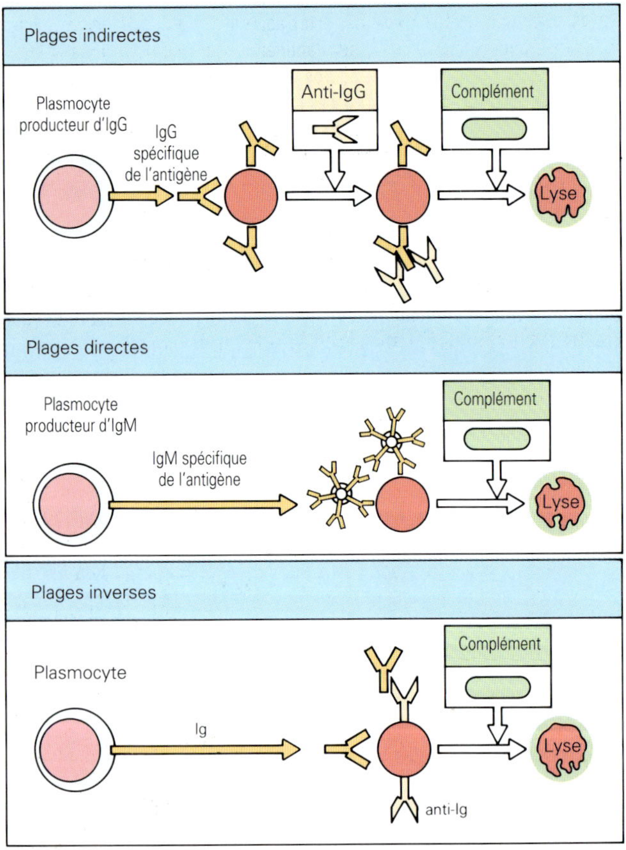

 Fig. 6.12 Les plages de lyse.

Les **plages directes** permettent de mesurer le nombre de cellules productrices d'IgM spécifiques de l'antigène. L'IgM est capable d'activer le complément sans qu'il soit nécessaire d'ajouter un second anticorps. Ainsi les plasmocytes producteurs d'IgG et d'IgM peuvent être détectés indépendamment.

Les **plages inverses** permettent de mesurer l'ensemble des cellules productrices d'immunoglobulines (et non pas seulement les immunoglobulines spécifiques d'un antigène). Les Ig produites se fixent sur les globules rouges sensibilisés par un anti-Ig ou par la protéine A. Ce complexe peut activer le complément et entraîner la lyse des cellules, formant ainsi une plage.

L'**ELISPOT.** Ce terme regroupe les techniques immunoenzymatiques analogues à la méthode des CFP, et permettant de quantifier les cellules spécifiques d'un antigène. La population de lymphocytes à analyser est déposée, en milieu semi-solide, sur une plaque recouverte de l'antigène. Les anticorps spécifiques se fixent sur l'antigène localisé autour de la cellule productrice. Les zones où l'anticorps s'est fixé sont détectées par une méthode immunoenzymatique, produisant un point coloré autour des cellules actives. De la même façon, les cellules T produisant des cytokines peuvent être détectées en utilisant des plaques recouvertes d'anticorps dirigés contre les cytokines (anti-IL-2 ou anti-IFN-γ, par ex.).

La **technique de relargage du chrome** est utilisée pour mesurer l'activité des cellules cytotoxiques. Les cellules cibles sont incubées en présence de ^{51}Cr (qui est capté par les cellules viables), puis mises en présence des leucocytes à analyser. Les cellules cytotoxiques tuent les cellules cibles et la quantité de ^{51}Cr relâché dans le milieu est une mesure de leur activité lytique.

La **réduction du nitrobleu de tétrazolium** est la technique classique pour la mesure de la poussée respiratoire des neutrophiles.

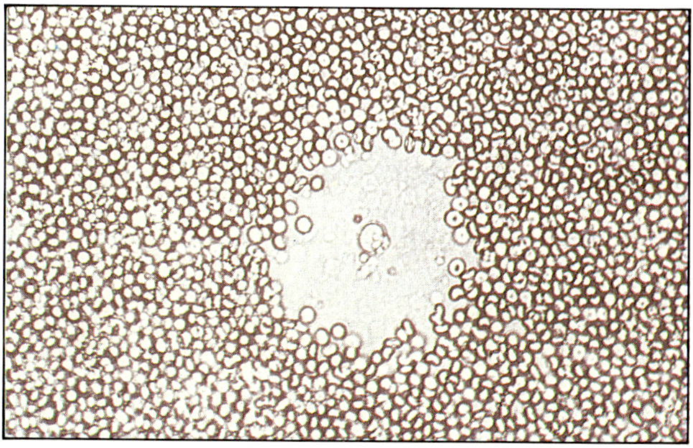

Fig. 6.13 Plage formée par une cellule productrice d'anticorps.

LES AUTRES TECHNIQUES COURANTES

Les immunologistes utilisent de nombreuses techniques biochimiques dont certaines sont décrites ci-après.

La **chromatographie d'exclusion** sépare les molécules en fonction de leur taille par un passage à travers une colonne de billes microporeuses. Les molécules les plus grosses sont exclues de la matrice du gel et sont éluées les premières.

L'**ultracentrifugation en gradient de saccharose** sépare les molécules en fonction de leur taille et de leur densité.

L'**ultracentrifugation en gradient de $CsCl_2$** permet de faire sédimenter les molécules jusqu'au point où leur densité est égale à celle du gradient de $CsCl_2$, les séparant ainsi en fonction de leur densité en solution.

La **chromatographie d'échange d'ions** sépare les molécules en fonction de leur charge. Les molécules chargées s'adsorbent sur les éléments échangeurs d'ions et sont éluées en augmentant la concentration ionique.

L'**isoélectrofocalisation** (IEF) analyse les molécules selon leur point isoélectrique (pI) qui se définit comme le pH auquel la molécule est neutre.

Le **spectrotype** est l'ensemble des caractéristiques d'une molécule purifiée par isoélectrofocalisation. Même les anticorps monoclonaux peuvent produire plusieurs lignes de points isoélectriques différents, à cause de modifications intervenues après leur synthèse.

L'**électrophorèse en gel de polyacrylamide (SDS-PAGE**, "sodium dodecyl sulphate polyacrylamide gel electrophoresis") est une technique analysant les polypeptides selon leur taille. Les protéines traitées par le dodécyl sulfate de sodium deviennent fortement négatives et sont soumises à une électrophorèse à travers un gel de polyacrylamide qui fait office de tamis moléculaire. Les peptides les plus gros fixant le plus de SDS, on considère que les différents peptides présentent tous le même rapport charge / poids. Leur vitesse de déplacement dans le gel ne dépend donc que de leur taille. Les molécules les plus petites sont moins retardées et migrent plus loin.

L'**électrophorèse bidimensionnelle** (O'Farell) sépare les protéines par isoélectrofocalisation dans la première dimension et sur un gel de polyacrylamide en présence de SDS dans la seconde, donnant ainsi le pI et la taille des molécules.

La technique des **empreintes** ("blotting") permet de transférer les protéines depuis le gel de polyacrylamide sur lequel elles ont été séparées vers une membrane réactive (par ex. de nitrocellulose). Elles sont alors plus facilement identifiables par les techniques immunochimiques que sur le gel lui-même.

La **technique des immunoempreintes** permet d'identifier les protéines transférées en incubant la membrane avec des anticorps (ou des antigènes) radiomarqués. Les réactifs fixés sont localisés par autoradiographie. Les anticorps fixés peuvent aussi être détectés en utilisant un second anticorps radiomarqué, ou un conjugué enzymatique (cf les méthodes radio-immunologiques ou immunoenzymatiques, ELISA).

L'**immunoprécipitation** est utilisée pour caractériser un antigène reconnu par un anticorps monoclonal, en particulier si l'antigène est dénaturé par les techniques de transfert. Le mélange contenant l'antigène est marqué (par radiomarquage, biotinylation, etc...) et précipité en solution par l'anticorps monoclonal en présence d'un agent de coprécipitation (protéine A, anticorps anti-Ig, etc...). Le précipité peut alors être séparé sur gel de polyacrylamide et l'antigène marqué est localisé.

L'**autoradiographie** est utilisée pour localiser les éléments radioactifs dans un gel, sur une membrane sur lesquels un film sensible est directement appliqué.

La **néphélométrie** est une méthode permettant de détecter la présence d'anticorps ou d'antigène par la formation de complexes immuns. Ceux-ci rendent la solution turbide et ce phénomène est mesuré par la diffraction de la lumière.

L'**hybridation *in situ*** est une technique de biologie moléculaire permettant de détecter l'expression d'une protéine donnée dans un tissu (par ex. une cytokine). Les sections du tissu sont incubées avec l'ADNc codant pour la protéine qui est radiomarqué. Après hybridation, la localisation cellulaire de l'ARNm est déterminée par autoradiographie.

La **réaction de polymérisation en chaîne (PCR,** "polymerase chain reaction") consiste à amplifier de petites quantités d'ADN par des cycles répétés de polymérisation. Ceci permet d'obtenir suffisamment d'ADN pour faire une hybridation ou un clonage de gène, lorsque de petites quantités de tissus sont disponibles, ou lorsque le gène n'est présent qu'en faible quantité.